超声掌中宝病例集锦

冠状动脉疾病

杨　娅　纳丽莎　王　琴　包　敏　主编

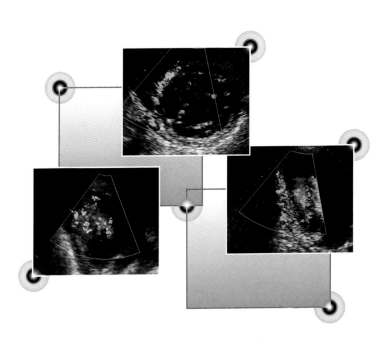

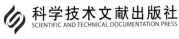

科学技术文献出版社

SCIENTIFIC AND TECHNICAL DOCUMENTATION PRESS

·北京·

图书在版编目（CIP）数据

冠状动脉疾病 / 杨娅等主编. —北京：科学技术文献出版社，2022.7
（超声掌中宝病例集锦）
ISBN 978-7-5189-9001-6

Ⅰ. ①冠… Ⅱ. ①杨… Ⅲ. ①冠状血管—动脉疾病—诊疗
Ⅳ. ① R543.3

中国版本图书馆 CIP 数据核字（2022）第 044690 号

冠状动脉疾病

策划编辑:张 蓉 责任编辑:彭 玉 张 波 责任校对:王瑞瑞 责任出版:张志平

出 版 者	科学技术文献出版社
地 址	北京市复兴路15号 邮编 100038
编 务 部	（010）58882938，58882087（传真）
发 行 部	（010）58882868，58882870（传真）
邮 购 部	（010）58882873
官 方 网 址	www.stdp.com.cn
发 行 者	科学技术文献出版社发行 全国各地新华书店经销
印 刷 者	北京地大彩印有限公司
版 次	2022 年 7 月第 1 版 2022 年 7 月第 1 次印刷
开 本	889×1194 1/32
字 数	226 千
印 张	7.5
书 号	ISBN 978-7-5189-9001-6
定 价	108.00元

编 委 会

冯肖媛　华中科技大学同济医学院附属武汉儿童医院心脏中心超声室
付　萌　清华大学附属垂杨柳医院心内科
郭春艳　首都医科大学附属北京友谊医院心血管中心
李　根　华中科技大学同济医学院附属武汉儿童医院心脏中心超声室
李爱莉　中日友好医院心脏超声室
李静雅　首都医科大学附属北京儿童医院心脏中心超声室
李巧贞　华中科技大学同济医学院附属武汉儿童医院心脏中心超声室
李嵘娟　首都医科大学附属北京安贞医院超声心动图一部
李叶阔　中国人民解放军南部战区总医院心胸外科
李志勇　景德镇市第二人民医院超声科
刘国文　首都医科大学附属北京儿童医院心脏中心超声室
刘银琢　国家康复辅具研究中心附属康复医院超声科
芦文彬　清华大学附属垂杨柳医院心内科
吕　宁　清华大学附属垂杨柳医院心内科
马　宁　首都医科大学附属北京儿童医院心脏中心超声室
纳丽莎　宁夏医科大学总医院心脏中心功能检查部超声心动图室
潘宇帆　首都医科大学附属北京安贞医院超声心动图一部
彭　晶　华中科技大学同济医学院附属武汉儿童医院心脏中心超声室
蒲利红　四川大学华西第二医院超声科
秦　涛　南方医科大学顺德医院超声医学科
曲泟晨　首都医科大学附属北京安贞医院超声心动图一部
宋　砾　首都医科大学附属北京安贞医院超声心动图一部
孙　妍　首都医科大学附属北京儿童医院心脏中心超声室
王　琴　宁夏医科大学总医院心脏中心功能检查部超声心动图室
王本荣　清华大学附属垂杨柳医院心内科
王伟琪　华中科技大学同济医学院附属武汉儿童医院心脏中心超声室
吴　琼　北京中医药大学东直门医院超声科
吴俊波　华中科技大学同济医学院附属武汉儿童医院心脏中心超声室

出版说明

创新之处：

➤ **微视频：** 科学技术文献出版社结合最新的微视频技术，让图书变身为可视化读物。本书共包含 134 幅动态图，均以二维码形式印制在对应的章节。读者可以通过扫描二维码观看该图的动态过程及聆听专家讲解，从而摆脱纸质图书的局限，使其有如亲身操作一般的视听感受。

➤ **电子书：** 科学技术文献出版社结合互联网技术，开创新的阅读媒介，使阅读效果"图""文""视频"三者兼具，更形象生动，节约空间，同时方便读者在手机端随时随地阅读。

➤ **系列课直播：** 科学技术文献出版社结合最新的直播技术，邀请参与编撰的多位专家为本书各个病例进行详细分析，使读者边看书边听视频，遇到疑问之处还可与专家及时沟通，实现互联网式的课堂讲解，有助于读者更好地理解心肌病超声诊断的相关知识。

使用方法：

➤ **微视频：** 读者观看动态图时，建议在 Wi-Fi 环境下扫码打开，安卓系统手机用微信扫一扫观看，也可以下载最新的 UC 浏览器扫码观看。

➤ **电子书：** 购买纸质图书后，刮开封底涂层，获得领取的唯一识别码，在"中国超声医学网"微信公众号平台输入电子书唯一识别码领取，此电子书不可复制转发。

➤ **系列课直播：** 扫描本书最后"超声心动图学院高级课程——冠状动脉疾病"二维码直接观看视频或关注"超声掌中宝·心动版"微信公众号进行听课。

序 言

　　冠状动脉起源和行走异常，无论是成年人还是婴幼儿，在临床上并不少见。冠状动脉疾病在临床上通常有 9 种类型，有时鉴别诊断比较困难。冠状动脉起源正常，但行走于冠状动脉与肺动脉根部之间，患者在运动中容易猝死；冠状动脉左主干起源于肺动脉，临床表现为节段性室壁运动异常、心力衰竭和心内膜增厚，对婴幼儿患者有时诊断极为困难，通常会误诊为心内膜弹力纤维增生症；冠状动脉与房室腔形成的瘘管变幻莫测，难以诊断。

　　本书以 40 个病例为主线，分别对冠状动脉瘘、冠状动脉起源异常和川崎病三类疾病进行了详细的描述，这些病例复杂，从超声表现、诊断要点、鉴别诊断到经验体会，编者以循序渐进的方式展开论述，不仅内容丰富，而且图文并茂，大量的多模态影像技术应用和手术结果佐证超声的诊断，对提高冠状动脉疾病的诊断符合率起到了重要的作用，读起来回味无穷。

　　本书的出版，无论是对超声医师，还是对心血管专科医师进一步认识和诊断冠状动脉疾病都有着非常重要的推动作用。

前　言

　　谨以此书献给我的引路人——王新房教授！

　　从踏入超声心动图的大门开始，一直备受王新房教授的教诲。无论是在华中科技大学同济医学院附属协和医院、首都医科大学附属北京安贞医院，还是现在已退休多年的我，无论是做人，还是做事，都离不开王新房教授的教诲。《超声掌中宝病例集锦》系列丛书已出版《心脏占位性疾病》和《心肌病》，其中《心肌病》是王新房教授写的序。本书特别邀请王新房教授的第一位博士研究生朱天刚教授写序，希望前辈的精神通过吾辈的努力传承下去。最近闭门整理完成了本书稿，心中略感慰藉。

　　本书（除外冠状动脉粥样硬化性心脏病）是系列丛书的第三部。今后还会陆续出版其他心血管疾病的病例集锦，希望有更多的年轻人加入。

　　本书共3章，40个病例。每个病例简要介绍了患者的病史、体征、相关检查等，重点介绍了超声心动图的表现、鉴别诊断及分析讨论，结合丰富的静态和动态图像，加以详细的文字描述。每幅动态图像还配有讲解的音频，可以通过扫描二维码达到视听结合的效果；每个病例还有视频课程讲解，通过视频进一步加深对疾病的认识，利于读者掌握和学习。

　　本书中的病例部分来自首都医科大学附属北京安贞医院，还有部分病例是由专家提供和"超声掌中宝"微信平台所征集的。衷心感谢各位专家、编委的无私奉献和辛勤付出！

　　感谢朱天刚教授对本书的悉心指导和大力支持！

　　真诚希望我们的付出能让广大读者获益，同时书中难免存在不足和错误之处，恳请业内同道予以批评指正！

壬寅年立春

目 录

第一章　冠状动脉瘘 1

病例 1　左冠状动脉 – 右房瘘：左回旋支全程显示 2

病例 2　左冠状动脉 – 右房瘘：合并房间隔缺损（中央型） 9

病例 3　左冠状动脉 – 右房瘘：罕见的双瘘口 14

病例 4　左冠状动脉 – 右室瘘：超声与冠状动脉造影检查的

　　　　对照 20

病例 5　左冠状动脉 – 右室瘘：超声与冠状动脉 CT 检查的

　　　　对照 24

病例 6　左冠状动脉 – 右室瘘：瘘口连续性分流 30

病例 7　左冠状动脉 – 右室瘘：合并感染性心内膜炎 34

病例 8　左冠状动脉 – 肺动脉瘘：经食管超声心动图检查发

　　　　现细小瘘口及弹簧栓封堵 39

病例 9　左冠状动脉 – 肺动脉瘘：合并室间隔缺损 42

病例 10　左冠状动脉 – 肺动脉瘘：肺动脉闭锁肺循环依赖

　　　　　的冠状动脉瘘 47

病例 11　右冠状动脉 – 冠状静脉窦瘘：伴冠状静脉窦瘤形

　　　　　成及窦口狭窄 50

病例 12　右冠状动脉 – 左室瘘："瘤样"扩张的右冠状动脉 55

病例 13　右冠状动脉 – 左室瘘：极度迂曲走行的右冠状
　　　　　动脉　　　　　　　　　　　　　　　　　　61

病例 14　右冠状动脉 – 左室瘘：经食管超声探查　　　68

病例 15　右冠状动脉 – 左室瘘：冠状动脉瘤形成并心肌致
　　　　　密化不全　　　　　　　　　　　　　　　　72

病例 16　右冠状动脉 – 右室瘘：合并冠状动脉狭窄和血管
　　　　　瘤及右冠状动脉全程的超声显示　　　　　81

病例 17　右冠状动脉 – 右室瘘：巨大右冠状动脉瘤及超声
　　　　　心动图在诊疗决策中的作用　　　　　　　86

病例 18　冠状动脉 – 肺动脉瘘：漏诊原因分析及与肺动脉
　　　　　瓣反流的鉴别　　　　　　　　　　　　　95

病例 19　冠状动脉 – 右室瘘：新生儿右室内两束异常血流
　　　　　信号的分析　　　　　　　　　　　　　101

病例 20　胎儿右冠状动脉 – 右室瘘：出生后随访及手术
　　　　　治疗　　　　　　　　　　　　　　　　108

第二章　冠状动脉起源异常　　　　　　　　　　115

病例 1　左冠状动脉异常起源于肺动脉：病理及分型　　116

病例 2　左冠状动脉异常起源于肺动脉：超声心动图典型
　　　　表现　　　　　　　　　　　　　　　　　122

病例 3　左冠状动脉异常起源于肺动脉：注意冠状动脉的血
　　　　流方向　　　　　　　　　　　　　　　　126

病例 4　左冠状动脉异常起源于肺动脉：丰富的侧支循环　133

病例 5　左冠状动脉异常起源于肺动脉：合并房间隔缺损　140

病例 6　左冠状动脉异常起源于肺动脉：术后超声改变及肺
　　　　动脉内隧道吻合口瘘　　　　　　　　　　145

病例 7　左前降支异常起源于右冠状动脉：合并法洛四联症　151

病例 8　左冠状动脉异常起源于肺动脉：合并降落伞二尖瓣　155

病例 9　左冠状动脉异常起源于右冠窦：并发冠状动脉狭窄
　　　　及心肌缺血　　　　　　　　　　　　　160

病例 10　左冠状动脉起源异常于左冠窦致广泛前壁心肌梗
　　　　　死：超声可否判断前降支闭塞及存活心肌　　　164
病例 11　右冠状动脉异常起源于肺动脉：无症状性改变　　174
病例 12　右冠状动脉异常起源于左冠窦：潜在危害的分析　181
病例 13　单一冠状动脉畸形合并冠状动脉瘘：罕见却危险
　　　　　的冠状动脉疾病　　　184
病例 14　右冠状动脉异常起源于左冠窦：合并起始处狭窄　189

第三章　　川崎病　　　193
病例 1　川崎病：儿童常见的冠状动脉病变　　　194
病例 2　川崎病：左冠状动脉瘤形成　　　199
病例 3　川崎病：被栓塞的冠状动脉　　　203
病例 4　川崎病：双侧冠状动脉瘤（左侧巨大冠状动脉瘤）
　　　　　并血栓形成　　　208
病例 5　川崎病：不容忽视的未成年人心绞痛及冠状动脉搭
　　　　　桥术　　　213
病例 6　川崎病：婴儿多发巨大冠状动脉瘤及判断标准　　217

第一章
冠状动脉瘘

超 声 掌 中 宝 病 例 集 锦 · 冠 状 动 脉 疾 病

病例 1

左冠状动脉－右房瘘：左回旋支全程显示

【病史、体征及相关检查】

病史：患者男性，25 岁。体检发现心脏杂音。

体征：无特殊不适症状，胸骨左缘第三至第五肋间可闻及 3/6 级连续性杂音。

心电图：未见异常。

【超声心动图表现】

■ 左室长轴切面：左心、右房扩大。

■ 心底短轴切面：左冠状动脉明显增宽（内径为 17 mm），其后方可见增宽的管腔结构（图 1-1-1）；右冠状动脉未见增宽。追踪左冠状动脉后方增宽管腔，可见该管腔起始于左冠状动脉主干远端（图 1-1-2，图 1-1-3），为左回旋支；该管腔走行于主动脉与左心房之间向右后方延伸（图 1-1-4）；增宽的管腔开口于三尖瓣环内侧。彩色多普勒血流成像（color Doppler flow imaging，CDFI）显示其内以舒张期为主的血流信号充填（图 1-1-5，图 1-1-6）。

■ 心尖四心腔切面：左心、右房扩大，于四心腔和五心腔的过渡切面在房间隔近三尖瓣环内侧处可见高速紊乱的血流信号进入右心房（图 1-1-7）；连续波多普勒（continuous wave Doppler，CW）探及瘘口处连续性血流频谱，以舒张期为主，最大血流速度超过 3 m/s（图 1-1-8）。

【超声心动图提示】

先天性心脏病
左冠状动脉回旋支－右房瘘

【诊断要点】

■ 冠状动脉扩张：左冠状动脉主干明显扩张，回旋支增宽。

■ 回旋支血管走行：血管扩张迂曲，走行于主动脉与左心房之间向右后方延伸。

■ 瘘口高速血流信号：瘘口位于三尖瓣环内侧右心房侧，血流为连续性高速血流信号。

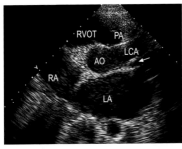

心底短轴切面见左冠状动脉主干及其后方管腔扩张（箭头）。RVOT：右心室流出道；PA：肺动脉；LCA：左冠状动脉；LA：左心房；RA：右心房；AO：主动脉

图 1-1-1
左冠状动脉主干及分支扩张

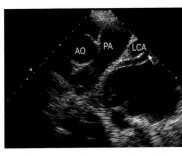

左回旋支开口（箭头）

图 1-1-2
左回旋支开口

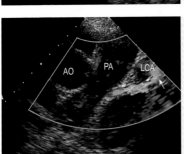

血流速度加快，为"五彩镶嵌样"血流（箭头）

图 1-1-3
左回旋支开口及远端血流

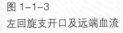

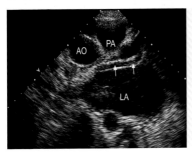

走行于主动脉与左心房之间向右后方延伸（箭头）

图 1-1-4
左回旋支全程显示

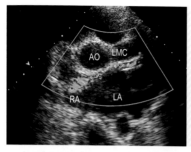

回旋支内充满"五彩镶嵌样"血流信号。LMC：左冠状动脉主干

图 1-1-5
左回旋支全程及血流

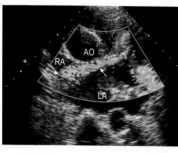

CDFI 显示回旋支内的高速血流（短箭头），并见瘘口（长箭头）

图 1-1-6
左回旋支全程显示

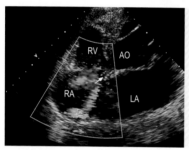

房间隔近三尖瓣环内侧可见高速紊乱的血流信号进入右心房（箭头）。RV：右心室

图 1-1-7
瘘口

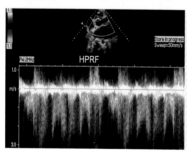

CW 探及瘘口处为连续性血流频谱，以舒张期为主，最大血流速度超过 3 m/s

图 1-1-8
瘘口血流频谱

【鉴别诊断】

本病应与冠状动脉扩张性疾病、导致右心房异常血流信号的疾病相鉴别。

- 冠状动脉瘤：较少见的先天性畸形。冠状动脉的一段或多段呈"瘤样"扩张，通常位于冠状动脉的分叉处。以右冠状动脉多见，其他冠状动脉也可发生。病变的冠状动脉与心脏的血管和房室间无交通。
- 川崎病：又称皮肤黏膜淋巴结综合征，临床表现为发热、淋巴结肿大等。冠状动脉可扩张或形成冠状动脉瘤，瘤内有血栓形成。冠状动脉与心脏的血管和房室间无交通。
- 冠状动脉异常起源于肺动脉：左或右冠状动脉异常开口于肺动脉，CDFI 显示血流由异常起源冠状动脉流向肺动脉，新生儿和婴儿血流可由肺动脉灌注至异常起源的冠状动脉，冠状动脉扩张迂曲。CDFI 可显示心肌内广泛侧支循环的连续性血流信号，新生儿和婴儿型心肌内侧支循环血流信号多不明显。
- 主动脉窦瘤破入右心房：多为主动脉无冠窦破入右心房。无冠窦明显扩张凸向右心房，窦壁有破口。CDFI 显示连续性血流信号由主动脉窦流入右心房，分流速度多较快，冠状动脉无扩张。

【分析讨论与经验体会】

- 冠状动脉瘘的定义、病因及发病机制
  - 定义：冠状动脉瘘是指正常起源的左、右冠状动脉的主支或分支与心脏或大血管之间相交通，占先天性心脏病的 0.25%～0.4%，在心血管造影检查中的发现率为 0.018%～0.18%。随着超声心动图技术的提高和冠状动脉 CT 及造影的应用，冠状动脉瘘的发现率有所增加。
  - 病因及发病机制：冠状动脉瘘多为先天性的，是冠状动脉和心腔间的异常交通、胚胎期间心肌中血管窦状间隙的发育障碍引起的。胚胎期最原始的心脏血流是由心肌中许多内皮细胞组成的宽大的小梁间隙供应，这些窦状间隙和心腔交通，并与心外膜血管相连。随着心脏的发育，冠状动脉从主动脉根部、冠状静脉由冠状窦生长而出，分布在心脏表面，而与心外膜血管和心肌中的血管窦状间隙相交通。窦状间隙是连接心腔与发育中的冠状动脉和冠状静脉间的通道。正常的发育生长使心肌中血管窦状间隙逐渐压缩成细小的管道，形成正常冠状循环的组成部分。如果发育障碍，心肌中部分宽大的窦状间隙持续存在，则使冠状动脉系统和心腔产生异常交通。继发性的冠状动脉瘘可发生于心脏外伤和心肌梗死之后，医源性也可导致冠状动脉瘘。

■ 冠状动脉解剖：冠状动脉由左、右冠状动脉组成。左冠状动脉（主干）起源于左冠状动脉窦，向左走行于肺动脉根部和左心耳之间。在室间沟的上部，距左冠状动脉开口约 2 cm 处，分为左前降支及左旋支，有时分出第三支对角支，多从前降支分出。左冠状动脉主干较短，一般为 1～2 cm。左前降支沿前室间沟下行到达心尖部，前降支在沿前室间沟下行的过程中，发出若干垂直的间隔支。左前降支及其分支主要供应左心室前壁、室间隔的前 2/3 及心尖等处。左旋支从左冠状动脉主干发出后，走行于房室沟，向左侧绕至膈面与右冠状动脉吻合。左旋支及其分支主要供应左心室前上壁、左心室后壁及左心房。右冠状动脉起自右冠状动脉窦，走行于右肺动脉和右心耳之间，到达心脏右缘，以后转向膈面，走行于房室沟内，沿后纵沟下降。右冠状动脉及其分支主要供应右心室、室间隔的后 1/3、左室膈面及窦房结和房室结等部位。正常起源的冠状动脉，开口呈圆形或椭圆形，其起始段的血管与主动脉壁垂直，并朝向主动脉的中央。

■ 冠状动脉的超声探查：冠状动脉的起源及血管走行呈三维立体分布，在超声心动图探查时应采用不同的切面以显示不同部位的冠状动脉。探查切面主要为冠状动脉开口和近端切面、冠状动脉远端切面。冠状动脉瘘病变表现为冠状动脉多扩张，超声探查时还应探查病变冠状动脉的瘘口。

● 冠状动脉开口和近端

（1）胸骨旁左、右冠状动脉长轴切面（主动脉短轴切面）：此切面类似于常用的胸骨旁主动脉根部短轴切面。首先显示主动脉根部短轴，然后略微旋转或倾斜探头，使扫描平面与左冠状动脉长轴平行，即可显示左冠状动脉口和主干。在显示左冠状动脉主干后，略旋转或倾斜探头，可见左前降支和回旋支的起始段。有时可于同一切面同时显示左冠状动脉主干、左前降支及回旋支。于主动脉根部短轴切面显示左冠状动脉后，将探头稍倾斜或旋转，使声束与右冠状动脉平行，即可显示右冠状动脉。此外，当左室长轴切面清晰显示主动脉前壁时，向内转动探头，并略向上扬，亦可显示右冠状动脉。

（2）剑突下右冠状动脉和左冠状动脉主干长轴切面：探头置于剑突下，首先显示四心腔切面，探头向前倾后，待主动脉根部出现略改变扫描角度，即可见左、右冠状动脉由主动脉发出。

- 冠状动脉中远端

（1）左前降支：左前降支的近1/3节段可由胸骨旁冠状动脉长轴切面及主动脉短轴切面显示。剑突下高位的四心腔切面可显示走行于前室间沟处前降支近、中及远段。于左室短轴切面，在左心室和右心室交界处的前室间沟内可显示前降支的短轴。心尖两心腔切面可显示沿前纵沟走行的前降支长轴。

（2）左回旋支：左回旋支从左冠状动脉主干起源后，走行于左侧房室沟内。近1/3节段的回旋支可从心尖位五心腔切面探及。探头位于心尖部，显示出五心腔切面。略顺时针方向旋转探头，再使扫描切面偏向后下方，直至显示出回旋支。回旋支的中段可从四心腔切面探及，于四心腔切面房室沟的左侧可见回旋支的短轴。回旋支的远段可从低位的心尖四心腔切面、剑突下四心腔切面于后房室沟处显示。其亦可于常规的胸骨旁左室短轴切面显示。

（3）右冠状动脉：右冠状动脉的近1/3节段可于胸骨旁主动脉短轴切面，亦可从高位的心尖五心腔切面和剑突下四心腔切面显示。中段可由心尖位的四心腔切面、剑突下四心腔切面显示右冠状动脉沿右房室沟行走。远段可由低位的心尖四心腔切面、剑突下四心腔切面和胸骨旁右室流入道切面显示。右冠状动脉后降支可从胸骨旁右室流入道切面和剑突下四心腔切面显示。心尖两心腔切面可显示沿后纵沟走行的后降支长轴。

■ 冠状动脉瘘的病理解剖特点：冠状动脉瘘可发生于右冠状动脉或左冠状动脉，也可为双侧。以右冠状动脉瘘多见，约占44%；左冠状动脉瘘约占40%；双侧冠状动脉瘘较少见，约占16%。瘘入肺动脉者多数为左冠状动脉。冠状动脉瘘可进入心脏和大血管的任何部位，其中引流入右心房，上腔静脉、冠状静脉、右心室、肺动脉等右心系统者最为常见，约占90%，为左向右分流。而引流入左心房、左心室等左心系统者仅占

10%，即主动脉与左心间的动脉向动脉（左向左）的分流。其常见引流进入部位的顺序为：右心室（40%）、右心房（25%）、肺动脉（17%）、冠状静脉窦（7%）、左心房（5%）、左心室（3%）、下腔静脉（1%）。瘘入左心室者文献报道多为3%，也有报道可达20%。

- **典型的冠状动脉瘘超声表现**：病变冠状动脉多增宽，血管走行迂曲。瘘入左心者为舒张期血流，瘘入其他部位者为以舒张期为主的连续性血流信号。瘘口大者，血流速度及血流量相对增高。当瘘口较小时心腔未见明显增大，容易被漏诊。部分左冠状动脉－肺动脉瘘由于瘘口较小，分流量少，病变冠状动脉不扩张，仅在用彩色多普勒超声观察时发现肺动脉内异常血流信号而确诊。因此，超声医师在检查过程中发现异常血流束时，应仔细寻找其起源、走行及引流部位，观察冠状动脉是否扩张直至瘘管开口，或发现异常血流束时反向寻找冠状动脉起源。对于瘘口较细、位置隐蔽者，应多角度连续扫查，避免漏诊和误诊。

- **左冠状动脉回旋支瘘的特点**：本病例为左冠状动脉回旋支－右房瘘，表现为左冠状动脉主干明显增宽，病变的左回旋支也会增宽，二维结合彩色多普勒超声可显示回旋支的起始、走行及瘘口的全程病变。回旋支走行于主动脉与左心房之间向右后方延伸，开口于三尖瓣环内侧。CDFI显示回旋支内以舒张期为主的高速血流信号；瘘口在主动脉后方、房间隔近三尖瓣环内侧处，彩色多普勒超声表现为高速紊乱的血流信号进入右心房，CW探及瘘口处以舒张期为主的连续性血流频谱。超声显示病变冠状动脉的起源、走行及瘘口，即可做出冠状动脉瘘的明确诊断。

病例 2

左冠状动脉 - 右房瘘：合并房间隔缺损（中央型）

【病史、体征及相关检查】

病史：患者女性，7 个月 24 天。体检发现心前区第三至第四肋间连续性杂音 6 个月。

体征：双肺听诊呼吸音稍粗，心前区无隆起及凹陷，未触及震颤，心尖冲动于第四肋间锁骨中线，搏动范围正常，心相对浊音界无扩大，心率 110 次 / 分，心律齐，心尖部可闻及收缩期"吹风样"杂音 3/6 级，双下肢无水肿。

【超声心动图表现】

- 左室长轴切面：左心房、左心室稍增大；CDFI 显示主动脉后壁、左心房前见异常高速血流信号（图 1-2-1）。
- 心底短轴切面：双侧冠状动脉起源正常。左冠状动脉主干明显扩张，起始部内径 8 mm，走行迂曲；于主动脉后方可见一自左向右横向走行的瘘管结构（回旋支），该血管与左冠状动脉主干相延续，迂曲向右走行于主动脉的后方，于无冠窦后方与右心房相通（图 1-2-2）。CDFI 显示回旋支高速血流汇入右心房（图 1-2-3），CW 探测瘘口处为全心动周期向右心房分流，右冠状动脉起始部内径为 2 mm。
- 四心腔切面：左心房、左心室稍扩大；CDFI 显示心腔内未见明显异常血流（图 1-2-4）。
- 剑突下四心腔切面：房间隔中央部回声中断约 5 mm；CDFI 显示房水平舒张期为主的左向右分流信号（图 1-2-5）。探头向右上方倾斜，可见一迂曲增宽的血管由左向右走行，开口于房间隔连续中断的上方；CDFI 显示迂曲增宽的血管内及瘘口的高速血流信号（图 1-2-6，图 1-2-7）。

【超声心动图提示】

先天性心脏病

左冠状动脉 – 右房瘘
房间隔缺损（中央型）

【诊断要点】

- 左冠状动脉 – 右房瘘：左冠状动脉扩张，自左向右横行形成瘘管结构，于无冠窦后方与右心房相通。
- 房间隔缺损：房间隔中央部回声中断，CDFI 显示房水平舒张期为主的左向右分流信号。

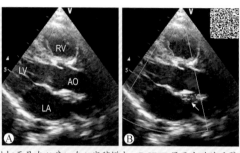

A. 左室长轴切面见左心房、左心室稍增大；B.CDFI 显示主动脉后壁、左心房前见异常高速血流信号（箭头）。LV：左心室

图 1-2-1　左心扩大，左房前见异常血流（动态）

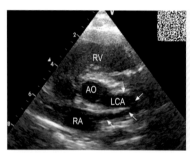

心底短轴切面见左冠状动脉主干明显扩张；于主动脉后方可见一自左向右横向走行的瘘管结构（回旋支），该血管与左冠状动脉主干相延续，迂曲向右走行于主动脉的后方，于无冠窦后方与右心房相通（箭头）

图 1-2-2
左冠状动脉扩张（动态）

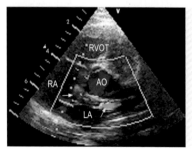

心底短轴切面 CDFI 显示回旋支高速血流汇入右心房。白箭头：瘘口；黄箭头：瘘管

图 1-2-3
回旋支高速血流

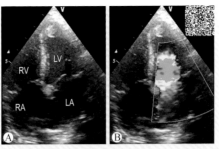

A. 心尖四心腔切面显示左心房、左心室稍增大；B.CDFI 显示无明显异常血流

图 1-2-4　左心扩大（动态）

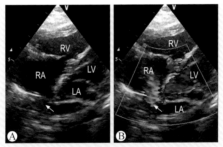

A. 剑突下四心腔切面见房间隔中央部回声中断约 5 mm（箭头）；B.CDFI 显示房水平舒张期为主的左向右分流信号（箭头）

图 1-2-5　房间隔连续中断

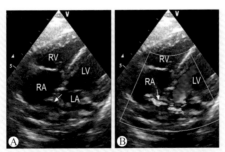

A. 在图 1-2-5 的基础上，探头向右上方倾斜，可见一迂曲增宽的血管由左向右走行，开口于右心房（箭头）；B.CDFI 显示迂曲增宽的血管内及瘘口的高速血流信号（箭头）

图 1-2-6　瘘管及瘘口高速血流

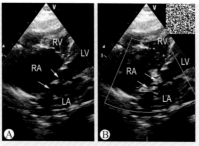

A.在图 1-2-5 的基础上，探头向右上方倾斜，可见一迂曲增宽的血管由左向右走行，开口于房间隔连续中断的上方（白箭头为房间隔缺损，黄箭头为瘘口）；B.CDFI 显示迂曲增宽的血管内及瘘口的高速血流信号（白箭头为房间隔缺损的分流信号，黄箭头为瘘口高速血流信号）

图 1-2-7　瘘管及瘘口高速血流（动态）

【鉴别诊断】

- 右冠状动脉异常起源于肺动脉：可表现为左冠状动脉扩张，但右冠状动脉开口于肺动脉，并且心肌内可见丰富的侧支循环血流信号。
- 左冠状动脉瘤：也表现为左冠状动脉扩张，但不形成瘘管与房、室腔相通。
- 川崎病合并左冠状动脉瘤：有川崎病病史。

【诊治经过】

- 手术治疗：患儿接受左冠状动脉 – 右房瘘矫治及房缺修补术的治疗，住院期间病情平稳，顺利出院。
- 手术结果证实：①先天性左冠状动脉 – 右房瘘；②房间隔缺损；③房缺右上方见左冠状动脉 – 右房瘘瘘口，直径约为4 mm。

【分析讨论与经验体会】

- 左冠状动脉 – 右房瘘：先天性冠状动脉瘘是指左、右冠状动脉的主干或分支直接与心腔或大血管的异常交通，按照冠状动脉瘘分流束漏入心腔的部位不同，分型如下。
  - Ⅰ型：冠状动脉 – 肺动脉瘘。
  - Ⅱ型：冠状动脉 – 右房瘘。

- Ⅲ型：冠状动脉－右室瘘。
- Ⅳ型：冠状动脉－左室瘘。

■ 病理改变及血流动力学特点：不同分型的冠状动脉瘘对患者心功能造成的影响可能不同，其中冠状动脉－左室瘘型对心功能影响较其他类型更为显著，冠状动脉－肺动脉瘘型和冠状动脉－右房瘘型次之，而冠状动脉－右室瘘型对患者的心功能影响最小。主要是因为左心室压力变化大，舒张期左心室压力减低，且较其他心腔更明显，相同大小的瘘管在舒张期的分流量更大，而右心房压力低、扩容性大、瘘口随心腔收缩变窄不明显，故其分流量较右心室大，对心功能影响较冠状动脉－右室瘘更明显。其次，大量冠状动脉血分流后，远端冠状动脉所供应的左心室壁产生缺血改变，对心功能的影响更为显著。冠状动脉瘘大多数无临床症状或体征，而有体征的患者大多表现为连续性杂音，瘘管常引流入右心腔或肺动脉，类似动脉导管未闭，产生大量自左向右分流的冠状动脉瘘可导致窃血综合征。

■ 超声心动图的价值：对于冠状动脉扩张、瘘口较大、分流量大的典型冠状动脉瘘，超声诊断相对容易；对于瘘管细、瘘口小、分流量小的不典型冠状动脉瘘，超声诊断较为困难，必要时可行冠状动脉造影。虽然超声心动图在追踪显示冠状动脉瘘管上不及冠状动脉造影，但其安全简便、经济有效，能清楚地观察到扩张冠状动脉的起源、走行及瘘入心腔或邻近血管的位置，对本病的诊断具有一定的临床应用价值。有 10% ~ 30% 合并其他先天性心血管畸形，其中最常见的是动脉导管未闭、房间隔缺损、室间隔缺损等。超声心动图怀疑先天性冠状动脉瘘时，应仔细检查有无合并其他心内畸形。

■ 治疗及预后分析：手术干预冠状动脉瘘取决于瘘管的位置、大小和由此产生的分流体积。早期手术干预可以预防潜在的并发症，如冠状动脉的"瘤样"扩张、充血性心力衰竭、感染性心内膜炎和血栓形成。

病例 3

左冠状动脉 - 右房瘘：罕见的双瘘口

【病史、体征及相关检查】

病史：患者男性，6 个月余。体检发现心脏杂音 5 个月。

体征：胸骨右缘闻及全心动周期杂音。

【超声心动图表现】

■ 左室长轴切面：升主动脉后方可见迂曲走行的血管；CDFI 显示该管状结构内血流信号（图 1-3-1）。

■ 心底短轴切面：右冠状动脉起源于右冠窦，起始部内径为 1.9 mm；左冠状动脉起源于左冠窦，起始部增宽，内径约为 6.7 mm，向左走行约 10 mm 处转折向右走行，走行约 18 mm 后形成一大小约 13 mm×8 mm 的囊状膨大；CDFI 显示左冠状动脉血流经上述迂曲绕行的管道结构瘘入右心房，似可见两处瘘口，瘘口处血流加速呈花色（图 1-3-2）。

■ 胸骨旁四心腔切面及过渡切面：右心房稍大；CDFI 可见一迂曲绕行的血流束经两处相邻的瘘口入右心房，瘘口处血流宽度均为 3 mm（图 1-3-3）。

■ 剑突下四心腔过渡切面：左冠状动脉向左走行，然后转折向右走行（为回旋支），远段形成哑铃形膨大；CDFI 显示左冠状动脉血流经上述迂曲绕行的管道结构瘘入右心房，可见两处瘘口，瘘口处加速呈花色，瘘口处血流宽度均为 3 mm，峰值流速为 4.8 m/s，压差约为 90 mmHg（图 1-3-4，图 1-3-5）。另外，CDFI 显示心房水平细小的左向右分流信号。

【超声心动图提示】

先天性心脏病

左冠状动脉回旋支 - 右房瘘

冠状动脉瘤形成

心房水平左向右分流（为未闭合的卵圆孔）

【诊断要点】

- 左冠状动脉扩张：左冠状动脉主干明显扩张，回旋支增宽。
- 回旋支血管走行：血管扩张迂曲，由左向右走行于主动脉后方，远段形成哑铃形膨大。
- 瘘口高速血流信号：右心房有两束血流来源于扩张的回旋支，血流为连续性高速血流信号。

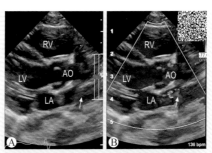

A. 左室长轴切面显示升主动脉后方可见迂曲走行的管状结构（箭头）；B.CDFI显示该管状结构内可见血流信号（箭头）

图 1-3-1　升主动脉后方迂曲走行的血管（动态）

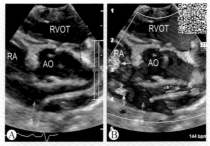

A. 胸骨旁大动脉短轴切面显示左冠状动脉起始部增宽（红箭头），先向左走行，后转折向右走行，最后形成囊状膨大（蓝箭头）；B.CDFI显示左冠状动脉血流经上述迂曲绕行的管道结构瘘入右房，似可见两处瘘口（黄箭头），瘘口处血流加速呈花色

图 1-3-2　左冠状动脉走行及瘘口（动态）

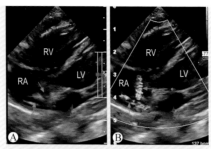

A. 胸骨旁四心腔过渡切面房间隔处见两处相邻的瘘口（蓝箭头）；B.CDFI 显示两束血流信号进入右心房，瘘口处加速呈花色（蓝箭头）。红箭头：左心房

图 1-3-3　双瘘口

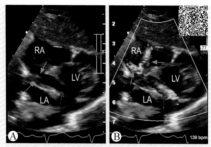

剑突下四心腔过渡切面显示左冠状动脉向左走行，然后转折向右走行(红箭头)，远段形成哑铃形膨大；CDFI 显示左冠状动脉血流经上述迂曲绕行的管道结构瘘入右房，可见两处瘘口（蓝箭头），血流加速呈花色

图 1-3-4　左冠状动脉走行及瘘口（动态）

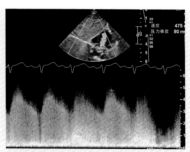

CW 测量瘘口处血流呈连续性频谱，峰值流速为 4.8 m/s，压差约为 90 mmHg

图 1-3-5　瘘口处血流频谱

【鉴别诊断】

- 冠状动脉瘤：较少见的先天性畸形，冠状动脉一段或多段呈"瘤样"扩张，通常位于冠状动脉分叉处，以右冠状动脉多见，其他冠状动脉亦可发生，病变冠状动脉与心脏和房室间无交通。结合病史和临床检查基本可以排除。
- 川崎病：又称为皮肤黏膜淋巴结综合征，临床表现为皮肤黏膜损害、发热、淋巴结肿大等。冠状动脉可扩张或形成冠状动脉瘤，与心脏血管和各房室无交通。典型表现为冠状动脉"瘤样"扩张和狭窄交替出现，呈"串珠样"改变。
- 冠状动脉异常起源：左或右冠状动脉异常开口于肺动脉，健侧冠状动脉扩张、迂曲；CDFI 显示血流由异常起源冠状动脉流向肺动脉，心肌内可见广泛侧支循环的连续性血流信号。

【其他影像及诊治经过】

- 心脏 CT 血管造影（CT angiography，CTA）检查：证实了超声心动图的"左冠状动脉 - 右房瘘"的诊断。左冠状动脉主干扩张、增粗，约为 7.4 mm，左冠状动脉向左侧走行约 10.2 mm 后向右后方弯曲转折，转折走行处管径宽约为 4.5 mm，走行约 21.8 mm 后膨大形成一哑铃状，截面大小约 19.9 mm × 12.8 mm，右侧与右心房相沟通，可见 2 个瘘口，每个瘘口直径为 2.7 mm（图 1-3-6）。
- 手术治疗：患者接受了冠状动脉瘘修补术，住院期间病情平稳。
- 手术结果证实：①右冠状动脉扩张；②右冠状动脉与冠状窦之间有瘘管存在，局部呈"瘤样"；③瘘口可见处，均约为 3 mm。

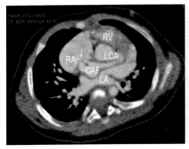

左冠状动脉主干扩张增粗（红箭头），先向左走行，后向右后方弯曲转折走行，最后膨大形成一哑铃状，右侧与右心房相沟通，可见 2 个瘘口（黄箭头）。CAF：冠状动脉瘘

图 1-3-6
心脏 CTA 检查

【分析讨论与经验体会】

- 冠状动脉瘘：是指起源正常的左、右冠状动脉主干或分支与心腔或大血管之间的交通。一般认为，冠状动脉瘘系胎儿心血管发育过程中，心肌窦状间隙未退化而持续存在所致。90%的冠状动脉瘘起源于单只冠状动脉，其中大部分起源于右冠状动脉（约44%），少数起源于左冠状动脉（约40%），极少数可分别起自左前降支、左回旋支和右冠状动脉中的2~3支。出口多为1个，少数为2个或2个以上。大多数冠状动脉瘘引流入右心系统，其中40%入右心室，25%入右心房，17%入肺动脉，7%入冠状静脉窦，1%连接上腔静脉，约5%入左心房，3%入左心室，极少数入支气管动脉等其他动脉。多数冠状动脉瘘较粗大，呈"瘤样"扩张，路径迂曲，可在局部形成冠状动脉瘤，少数十分巨大，可在腔内形成附壁血栓、钙化，壁厚薄不一，有时可出现破裂。冠状动脉瘘可单独发生，也可合并其他先天性心脏病。

- 病理改变及血流动力学特点：冠状动脉瘘血流动力学改变主要取决于瘘口的部位、大小及有无合并其他心脏畸形。本例患儿6个月龄，最终术中诊断为"左冠状动脉－右房瘘"，由于左冠状动脉与右心房之间存在交通，左心系统的血经瘘管入右心，进而经肺循环后重新进入左心系统，从而全心增大。瘘管扩张、迂曲走行，行程较长，终末端呈"瘤样"，汇入口有2处，口径较小，直径均约3 mm，呈全心动周期连续性高速分流。患儿年龄较小，临床表现不显著。左冠状动脉远端血流量减少，尤其是在舒张期，可导致灌注压迅速下降，造成"窃血"现象，导致相应区域的心肌灌注减少、心肌缺血。长期反复的心肌缺血会导致心肌破坏和心功能减低，最终出现心力衰竭。心肌缺血亦可导致各种心律失常，甚至猝死。20岁以前仅19%冠状动脉瘘患者出现症状，20岁以后63%出现症状。婴幼儿可在进食、喂奶等时出现阵发性不安、躁动、呼吸困难、面色苍白和出汗等。但患儿年龄、个人体质、远端冠状脉代偿情况可使心肌缺血症状不显著。成年人典型症状为劳力性心绞痛。

- 超声心动图的价值：二维和彩色多普勒超声、连续多普勒超声心动图是诊断本病的主要手段。二维超声可检出冠状动脉瘘的源头、走向、长度、内径、形态、瘘口分流部位、瘘口数量和瘘口内径等；彩色多普勒超声可显示瘘管内异常的血流走行，瘘口处可见五彩镶嵌血流；CW 可测及瘘口处连续性、高速分流。引流入右心房者，瘘口多在右心房前壁、后壁或上腔静脉开口处。本例患者术前超声心动图诊断与术中探查结果高度吻合。超声对于瘘管源头、走行、形态及内径与 CTA 基本一致，并发现瘘口有 2 处，内径均约 3 mm，与术中探查完全一致，而 CTA 仅发现 1 处，一定程度上说明超声心动图对于瘘口诊断的准确性高于 CTA。

- 治疗及预后分析：手术干预冠状动脉瘘取决于瘘管的源头、走向、大小及形态等。早期手术干预可以预防潜在的并发症，如冠状动脉的"瘤样"扩张、充血性心力衰竭、感染性心内膜炎和血栓形成。

病例 4

左冠状动脉 – 右室瘘：超声与冠状动脉造影检查的对照

【病史、体征及相关检查】

病史：患者男性，7 岁。体检发现心脏杂音就诊。

体征：无特殊不适症状，胸骨左缘第三至第五肋间可闻及 3/6 级连续性杂音。

心电图：未见异常。

【超声心动图表现】

- 左室长轴切面：左心室、右心室均扩大。
- 心底短轴切面：左冠状动脉主干增宽，内径为 8 mm；右冠状动脉未见增宽（图 1-4-1）。
- 左室短轴切面：于左心室后方近房室环处见一扩张的血管腔环绕于左心室后壁，该血管腔一端与增宽的左冠状动脉相连，一端开口于三尖瓣环的后内侧的右心室。CDFI 显示于左心室后壁环行血管腔内可见以舒张期为主的血流信号（图 1-4-2）。
- 心尖四心腔切面：三尖瓣环的后内侧见一高速紊乱的血流信号进入右心室；CW 探及瘘口处连续性血流频谱，以舒张期为主，最大血流速度为 3.2 m/s（图 1-4-3）。

【超声心动图提示】

先天性心脏病
左冠状动脉回旋支 – 右室瘘

【诊断要点】

- 冠状动脉扩张：左冠状动脉主干明显扩张。
- 回旋支血管走行：血管扩张迂曲，沿左房室沟向右走行。
- 瘘口高速血流信号：瘘口位于右室内三尖瓣环后内侧，血流为连续性高速血流信号。

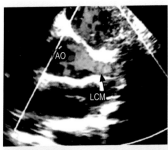

心底短轴切面显示左冠状动脉主干（LCM，箭头）增宽

图 1-4-1
左冠状动脉主干扩张

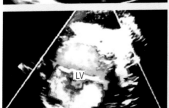

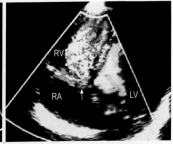

左室短轴切面见左心室后方房室沟处迂曲走行的血管，并可见"五彩镶嵌样"的血流束（箭头）

心尖四心腔切面见高速紊乱的血流进入右心室（箭头）

图 1-4-2 迂曲增宽的回旋支　　图 1-4-3 瘘口处高速血流

【鉴别诊断】

本病主要与冠状动脉扩张性疾病、导致右心室内异常血流信号的疾病相鉴别。

- 冠状动脉瘤：病变冠状动脉扩张，无瘘口（详见第一章病例1）。
- 川崎病：病变冠状动脉扩张，无瘘口；有川崎病病史及体征（详见第一章病例1）。
- 冠状动脉异常起源于肺动脉：左或右冠状动脉异常开口于肺动脉，心肌内 CDFI 可显示广泛侧支循环的连续性血流信号。易将异常起源的冠状动脉误认为是冠状动脉瘘口（详见第一章病例1）。
- 主动脉窦瘤破入右心室：窦瘤破入右心室的异常血流信号与冠状动脉瘘瘘口的血流信号相似。主动脉窦呈"瘤样"膨向相应腔室，瘤壁可见连续中断；CDFI 可见穿过瘤壁的高速湍流信号；CW 在破口处可探及高速连续性湍流频谱。冠状动脉无扩张。

- 室间隔缺损：注意与室间隔缺损分流入右心室的血流信号相鉴别。室间隔缺损可见室间隔连续中断；CDFI可见由左心室分流入右心室的高速收缩期血流信号。冠状动脉无扩张。
- 室间隔缺损合并主动脉瓣关闭不全：临床听诊时有收缩期和舒张期杂音，注意与冠状动脉瘘连续性杂音相鉴别。室间隔缺损可见室间隔连续中断；CDFI可见由左心室分流入右心室的高速收缩期血流信号和主动脉瓣反流信号。冠状动脉无扩张。

【冠状动脉造影及手术结果】

- 选择性左冠状动脉造影：左冠状动脉主干和回旋支扩张迂曲，回旋支向右走行开口于右心室，提示为"左冠状动脉–右室瘘"（图1-4-4）。

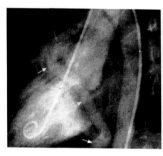

左冠状动脉起始部（红箭头）和回旋支（黄箭头）扩张、迂曲，回旋支向右走行开口于右心室（白箭头）

图1-4-4
左冠状动脉造影

- 手术结果：术中显示左冠状动脉主干和回旋支扩张、迂曲，瘘口位于右心室三尖瓣环内侧，诊断为"左冠状动脉–右室瘘"，行"瘘口缝扎术"。

【分析讨论】

- 冠状动脉瘘的病理分型：依据发生部位不同，冠状动脉瘘可分为右冠状动脉瘘和左冠状动脉瘘，再根据冠状动脉瘘引流的部位不同，分型如下。
  - 左冠状动脉瘘：①左冠状动脉–右室瘘：较为常见；②左冠状动脉–右房瘘：包括瘘入腔静脉、冠状静脉窦和左位上腔静脉；③左冠状动脉–肺动脉瘘：既往文献报道较为少见，随着冠状动脉造影的广泛开展，发现率逐渐增加；④左冠状动脉–左室瘘：较少见；⑤左冠状动脉–左房瘘：包括瘘入肺静脉，较为少见。

- 右冠状动脉瘘：①右冠状动脉 – 右室瘘：此型较多见，瘘口多位于右房室沟行经的部位，亦可位于右心室圆锥部和右心室尖部；②右冠状动脉 – 右房瘘：包括瘘入腔静脉、冠状静脉窦和左位上腔静脉，瘘入右心房的部位常为右心房的前壁、房间隔附近和上腔静脉汇入处；③右冠状动脉 – 肺动脉瘘：瘘入部位在肺动脉近端的前壁；④右冠状动脉 – 左房瘘：包括瘘入肺静脉，较为少见，瘘入部位在左房前壁；⑤右冠状动脉 – 左室瘘：瘘入部位在左室的基底部。
- 双侧冠状动脉瘘：左、右冠状动脉同时发生瘘。较为少见。

■ 冠状动脉瘘的影像学诊断：既往冠状动脉瘘的诊断主要依靠冠状动脉造影，其为诊断的"金标准"，但有创伤。随着冠状动脉 CT 技术的发展，尤其是三维成像技术的实现，冠状动脉瘘的病变显示更加全面且直观，且无创伤，在临床诊断中已逐渐取代冠状动脉造影。目前，冠状动脉造影基本仅用于同时合并其他先天性心脏病的诊断和介入治疗。上述两种影像学方法都有射线。

■ 超声心动图的诊断价值：本病例病变发生于左冠状动脉回旋支，为左冠状动脉 – 右室瘘。超声心动图完整地显示了冠状动脉瘘的病理解剖和血流动力学改变，已明确诊断。近来诸多文献报道，超声心动图已作为诊断冠状动脉瘘的首选方法。过去冠状动脉瘘患者都是在冠状动脉造影后方行手术治疗；近来亦有较多的文献报道，部分患者术前仅依赖超声心动图检查，而不行冠状动脉造影和 CT 检查即行手术治疗。超声心动图检查对患者无创伤且无射线，应用广泛。

病例 5

左冠状动脉－右室瘘：超声与冠状动脉 CT 检查的对照

【病史、体征及相关检查】

病史：患者女性，24 岁。体检发现心脏杂音。

体征：体温 36 ℃，脉搏 70 次 / 分，血压 120/80 mmHg，胸骨右缘第三肋间可闻及连续性杂音。

【超声心动图表现】

- 左室长轴切面：左心室、右心室稍大；心室 M 型超声显示左右心室扩大（图 1-5-1）。
- 心底短轴切面：左冠状动脉主干明显及回旋支明显扩张，主干内径起始处为 17 mm（图 1-5-2）；CDFI 显示明显增宽的左冠状动脉主干内血流信号，速度增快（图 1-5-3）；略向后方转动探头见回旋支扩张，起始段内径为 5 mm，稍远段为 15 mm（图 1-5-4）。
- 心底短轴与左室短轴过渡切面：可见走行于左心房外侧迂曲增宽的左回旋支（图 1-5-5）。
- 非标准左室短轴切面：于左心室后方左侧房室沟见异常迂曲扩张的血管结构及其内紊乱的血流信号（图 1-5-6），向右方转动探头可见该血管向右走行并瘘入右心室；CDFI 显示瘘口位于房室沟内侧（图 1-5-7）。CW 探及瘘口处全心动周期高速血流频谱，舒张期最大血流速度 476 cm/s，最大压差为 91 mmHg（图 1-5-8）。

【超声心动图提示】

先天性心脏病
左冠状动脉回旋支 – 右室瘘

【诊断要点】

- 冠状动脉扩张：左冠状动脉主干明显及回旋支扩张。

- 回旋支血管走行：血管扩张迂曲，沿左房室沟向右走行。
- 瘘口高速血流信号：瘘口位于右室内房室沟内侧，血流为连续性高速血流信号。

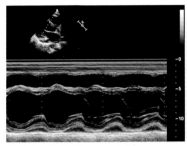

心室 M 型超声显示左、右心室扩大

图 1-5-1
左、右心室扩大

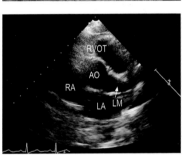

心底短轴切面显示左冠状动脉主干明显扩张，主干内径起始处为 17 mm。LM：左冠状动脉主干

图 1-5-2
左冠状动脉主干明显增宽

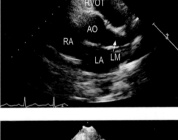

心底短轴切面 CDFI 显示明显增宽的左冠状动脉主干内血流信号，速度增快（箭头）

图 1-5-3
左冠状动脉主干明显增宽

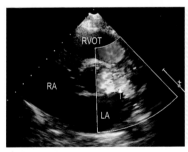
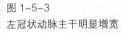

心底短轴切面见左冠状动脉主干（LM）及左回旋支扩张（LCX）

图 1-5-4
左冠状动脉主干及左回旋支扩张（动态）

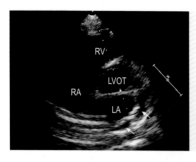

心底短轴与左室短轴过渡切面可见走行于左心房外侧迂曲增宽的左回旋支（箭头）

图 1-5-5
左回旋支扩张

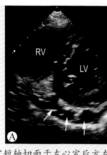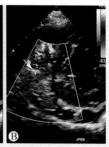

A. 非标准左室短轴切面于左心室后方左侧房室沟见迂曲走行的血管（箭头）；
B.CDFI 可见高速血流信号瘘入右心室（箭头）

图 1-5-6　迂曲增宽的血管

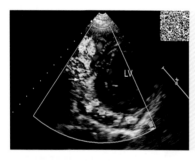

非标准左室短轴切面于左心室后方左侧房室沟可见迂曲走行的血管，CDFI 可见高速血流信号瘘入右心室（箭头）

图 1-5-7
迂曲增宽的回旋支及瘘口
（动态）

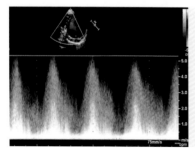

非标准左室短轴切面 CW 测得瘘口处全心动周期高速血流频谱

图 1-5-8
瘘口高速血流信号

【鉴别诊断】

本病主要与冠状动脉扩张性疾病、导致右心室内异常血流信号的疾病相鉴别，主要包括冠状动脉瘤、川崎病、冠状动脉异常起源于肺动脉、主动脉窦瘤破入右心室、室间隔缺损、室间隔缺损合并主动脉瓣关闭不全等（详见第一章病例 1、第一章病例 4）。

【影像学检查】

- CT 三维重建图像：左冠状动脉主干增宽，左回旋支异常迂曲、扩张，沿左侧房室沟走行；左冠状动脉前降支无异常（图 1-5-9）。
- CT 二维图像：增宽的左回旋支瘘入右心室，瘘口为 3.7 mm（图 1-5-10）。

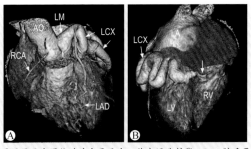

A. 心脏正面观显示左冠状动脉主干及左回旋支迂曲扩张；B. 心脏后面观显示左回旋支迂曲扩张，沿左侧房室沟走行，瘘入右心室（黑箭头）。LAD：左前降支；RCA：右冠状动脉；LM 左冠状动脉主干；LCX：左回旋支

图 1-5-9　CT 三维重建图像

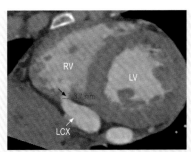

增宽的左回旋支瘘入右心室，瘘口为 3.7 mm（黑箭头）

图 1-5-10　CT 二维图像

【分析讨论】

- **冠状动脉瘘病因及发病机制**：冠状动脉瘘是一类比较罕见的先天性畸形，主要表现为冠状动脉主干和（或）其分支与某一心腔或大血管间存在异常交通。绝大多数冠状动脉瘘是胎儿心血管系统发育过程中心肌窦状间隙未退化而持续存在导致的先天性畸形，极少数是心脏外伤、心内直视手术、心肌活检、心脏移植、感染性心内膜炎、冠状动脉介入治疗等后天因素导致。

- **瘘口的病理分型**：多数冠状动脉瘘引流到右心系统，少数引流到左心系统。根据瘘管开口的位置，将冠状动脉瘘分为 5 型。
  - Ⅰ型：引流入右心房；
  - Ⅱ型：引流入右心室；
  - Ⅲ型：引流入肺动脉；
  - Ⅳ型：引流入左心房；
  - Ⅴ型：引流入左心室。

- **冠状动脉瘘血流动力学**：冠状动脉瘘对血流动力学的影响取决于瘘口的位置、口径、异常冠状动脉的阻力及其与心腔、血管之间的压力阶差等因素。由于冠状动脉主要是在心室舒张期灌注的，此时冠状动脉压力明显高于瘘入的心腔、血管，故冠状动脉瘘的血流动力学紊乱主要是冠状动脉血流向有关心腔、血管异常分流导致。冠状动脉血液经瘘管分流，使有关冠状动脉的血流量迅速减少，尤其是在舒张期，可导致灌注压迅速下降，影响局部的血液供应，造成所谓的"窃血"现象，进而导致心肌缺血。短暂的心肌缺血可产生心绞痛，持续严重的心肌缺血将出现心肌坏死，长期反复的心肌缺血可引起心肌破坏和心功能下降，最终出现心力衰竭。

- **临床表现**：半数以上患者可无症状，仅在体检时被发现心前区连续性杂音或收缩期和舒张期双期杂音。冠状动脉若瘘入右心系统，且左向右分流量较大者，临床表现类似一般左向右分流的先天性心脏病，可引起肺血流量增加、肺动脉高压和右心功能不全。若瘘入左心系统，血流动力学表现类似主动脉瓣关闭不全，可引起左心功能不全。部分冠状动脉瘘患者，瘘口远端冠状动脉血供减少，局部冠状动脉"窃血"，常引起局部心肌供血不足，甚至心肌梗死。

- **超声心动图特征**：超声心动图不仅可显示扩张的冠状动脉引流部位的直接征象，同时可显示冠状动脉瘘导致的心腔扩大等间接征象，并能显示冠状动脉瘘与周围心血管组织结构的关系，有无合并其他心血管畸形等。缺点是对冠状动脉瘘的全程走行及冠状动脉瘘口的解剖形态显示欠佳，特别是对部分分流小及受累血管不扩张的冠状动脉瘘，超声诊断会有一定的困难。

- 多层螺旋 CT：多层螺旋 CT 是一种安全可靠且准确有效的诊断方法。CT 二维图像不仅能显示冠状动脉开口位置与解剖关系，而且能在一个平面上显示冠状动脉的自身情况，如病变部位、性质、程度、范围等。CT 三维重建图像可以形象地将冠状动脉瘘的形态、走行及分布通过三维成像以任意角度显示，图像立体、直观。

- 冠状动脉造影术：选择性冠状动脉造影术可清晰地显示冠状动脉的走行及瘘管的形态、大小、位置等，是诊断冠状动脉瘘的"金标准"。

- 学习要点：①冠状动脉瘘半数以上患者可无症状，仅在体检时被发现心脏杂音，对闻及心前区连续性杂音或收缩期和舒张期双期杂音患者，超声心动图检查时要注意观察冠状动脉情况；②超声心动图怀疑冠状动脉瘘时，要注意观察瘘口的位置、口径、异常冠状动脉走行，以及与周围心血管组织结构的关系、有无合并其他心血管畸形等。

病例 6
左冠状动脉 – 右室瘘：瘘口连续性分流

【病史、体征及相关检查】

病史：患者男性，3 个月。体检发现心脏杂音。

体征：心律 102 次/分，胸骨右缘第三至第四肋间可闻及 2 级舒张期杂音。

【超声心动图表现】

- 左室长轴切面：左心稍大，左心室舒张末期内径为 32 mm（图 1-6-1）；CDFI 于左房室交界处的后方显示一血流加快的血管，为回旋支血流（图 1-6-2）。
- 心底短轴切面：右冠状动脉起源于右冠窦，内径正常（图 1-6-3）。左冠状动脉起源于左冠窦，主干及其分支增宽（图 1-6-4）。
- 二尖瓣水平左室短轴切面：CDFI 在左心室左外侧、后方显示一加快血流束，由左心室左外侧绕行于左心室后方，与三尖瓣稍下方进入右心室（图 1-6-5）；探头稍向右转动，该血管的走行和瘘口处血流显示更为清楚（图 1-6-6，图 1-6-7）。CW 探及瘘口处为连续性高速血流频谱，舒张期明显，峰值血流速度为 406 cm/s（图 1-6-8）。
- 心尖四心腔切面：CDFI 可见一束高速紊乱血流进入右心室（图 1-6-6）。

【超声心动图提示】

先天性心脏病
左冠状动脉回旋支 – 右室瘘

【诊断要点】

- 左冠状动脉增宽：左冠状动脉增宽。
- 回旋支血管走行：CDFI 显示沿左房室沟走行的血管。
- 瘘口高速血流：开口于右心室，CDFI 探及"五彩镶嵌样"高速血流流入右心室。

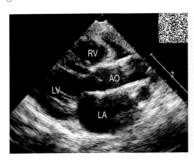

左室长轴切面显示左心稍大

图 1-6-1
心脏大小基本正常（动态）

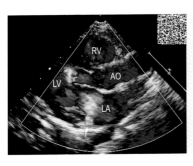

左室长轴切面 CDFI 于左房室交界处的后方显示一血流加快的血管，为回旋支血流（箭头）

图 1-6-2
回旋支血流加快（动态）

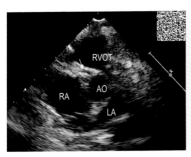

心底短轴切面显示右冠状动脉起源于右冠窦，内径正常（箭头）

图 1-6-3
右冠状动脉正常（动态）

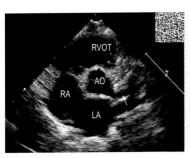

心底短轴切面显示左冠状动脉起源于左冠窦，主干及其分支增宽（箭头）

图 1-6-4
左冠状动脉增宽（动态）

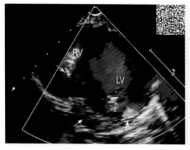

二尖瓣水平左室左轴切面CDFI在左心室左外侧、后方显示一加快血流束，由左心室左外侧绕行左心室后方（白箭头），与三尖瓣稍下方进入右心室（黄箭头）

图1-6-5
回旋支血流加速及右室瘘口高速血流（动态）

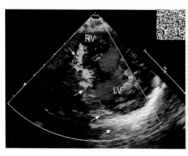

探头稍向右策动该血管的走行（白箭头）和瘘口（黄箭头）处血流显示更为清楚

图1-6-6
回旋支血流加速及右室瘘口高速血流（动态）

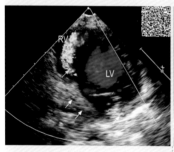 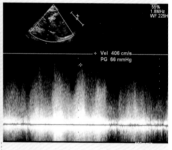

探头稍向右策动该血管的走行（白箭头）和瘘口（黄箭头）处血流显示更为清楚

图1-6-7 回旋支血流加速及右室瘘口高速血流（动态）

CW探及瘘口处为连续性高速血流频谱

图1-6-8 瘘口高速血流

【鉴别诊断】

- 川崎病：表现为冠状动脉扩张，多有发热及淋巴结肿大等表现，且冠状动脉与心脏的血管和房室间无交通，可较易分辨。
- 主动脉肺动脉间隔缺损：少见的先天性心脏病。主动脉-肺动脉间隔连续性中段，CDFI显示由主动脉流向肺动脉内的连续性分流信号。仔细探查主动脉 – 肺动脉间隔连续性及异常分流来源可判断。

【分析讨论与经验体会】

■ 冠状动脉 – 右室瘘：是一种罕见的冠状动脉异常，是冠状动脉和右心室之间存在先天性瘘管，约占冠状动脉瘘的 40%。

■ 病理改变及血流动力学特点：该患者左冠状动脉和右心室之间存在先天性瘘管，冠状动脉血流经瘘口进入右心，相对产生了左向右分流，使左心容量负荷增大，导致心功能不全，肺血流量增多可导致肺动脉高压；当冠状动脉血流减少时，灌注压也下降，这时会出现局部心肌供血不足的现象，即"窃血"现象。当瘘口 < 3 mm 时，多数患者可能终生无症状；当瘘口 > 3 mm 时，儿童期可能无症状，成年时可有心悸、乏力、心绞痛等症状，这主要是因为分流量大、持续时间长，且异常分流的切变能力可诱导冠状动脉内膜损伤、弹性纤维增生，导致冠状动脉粥样硬化或动脉瘤形成血栓，最终出现心肌缺血，甚至心肌梗死。

■ 超声心动图的价值：检查时要对胸骨旁大动脉短轴切面、左室长轴切面和心底短轴切面等多切面进行重点探查，观察左、右冠状动脉的开口情况，测量开口处内径。部分患者可探及异常冠状动脉的走行和远端的开口，右室瘘口多位于三尖瓣环处和心尖部。根据血流动力学分析，冠状动脉瘘入左室者瘘口处血流为舒张期频谱，因收缩期左心室压力高于主动脉。瘘入其他部位多为连续性分流，因这些心腔或血管的压力在心动周期中低于主动脉压力。细小冠状动脉 – 肺动脉瘘理论上应为连续性分流，但由于瘘管和瘘口细小、阻力大，部分仅表现为舒张期分流。

■ 治疗及预后分析：一旦确诊应尽早手术治疗，因瘘口一般不会自然闭合，且随着年龄的增长，瘘管会逐渐变粗，从而诱发感染性心内膜炎、心力衰竭等并发症，这些并发症会对患者造成精神负担，这些都不利于治疗。瘘口小时，该手术风险小，而且近年来手术方式有所改进，如右后外侧小切口剖胸治疗等，即让术后瘢痕小而隐蔽，这明显提高了患者术后的生活质量。

病例 7
左冠状动脉 – 右室瘘：合并感染性心内膜炎

【病史、体征及相关检查】

病史：患者男性，35 岁。反复发热 1 月余。

体征：体温 37 ℃，脉搏 85 次／分，血压 120/80 mmHg，胸骨右缘第三肋间可闻及连续性杂音，胸骨左缘第三肋间可闻及舒张期杂音。

【超声心动图表现】

- 左室长轴切面：左心房、左心室明显扩大，左心室舒张末期内径为 72 mm；主动脉瓣可见回声增强的团块附着，舒张期脱入左室流出道（图 1-7-1）。
- 心底短轴切面：主动脉瓣可见回声增强的团块附着(图 1-7-2)。探头略向左侧偏移显示左冠状动脉主干及回旋支明显扩张，主干内径起始处为 23 mm（图 1-7-3）。
- 胸骨旁四心腔切面：左心房、左心室明显扩大；于二尖瓣环外侧可见一环状的血管回声，直径为 27 mm，为扩张的回旋支（图 1-7-4）。
- 非标准左室短轴切面：于左心室后方左侧房室沟见异常迂曲扩张的血管结构向右走行，开口于右心室，开口处直径为 11.7 mm（图 1-7-5，图 1-7-6）；CDFI 显示左心室后方扩张的回旋支内高速紊乱的血流信号及房室沟右室侧瘘口处的高速血流信号（图 1-7-7）；CW 探及瘘口处全心动周期连续性高速血流频谱，舒张期最大血流速度为 433 cm／s，最大压差为 75 mmHg（图 1-7-8）。
- 五心腔切面：左心室明显扩大；CDFI 显示主动脉瓣大量偏心性反流信号，反流束朝向室间隔（图 1-7-9）。

【超声心动图提示】

先天性心脏病

左冠状动脉回旋支 – 右室瘘

主动脉瓣赘生物并关闭不全（重度）

左心扩大

【诊断要点】

- 冠状动脉扩张：左冠状动脉主干明显及回旋支扩张。
- 回旋支血管走行：血管扩张迂曲，沿左房室沟向右走行。
- 瘘口高速血流信号：瘘口位于右心室内房室沟内侧，血流为连续性高速血流信号。
- 主动脉瓣团块样回声及大量反流：二维图像显示主动脉瓣有团块样回声附着；CDFI 显示主动脉瓣大量反流信号。

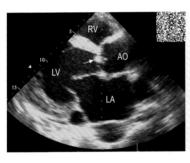

左室长轴切面显示左心房、左心室明显扩大；主动脉瓣可见回声增强的团块附着，舒张期脱入左室流出道（箭头）

图 1-7-1
主动脉瓣赘生物（动态）

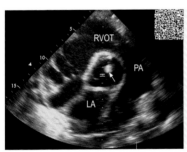

心底短轴切面显示主动脉瓣可见回声增强的团块附着（箭头）

图 1-7-2
主动脉瓣赘生物（动态）

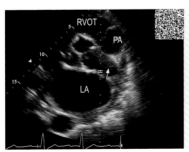

心底短轴切面探头略向左侧偏移，显示左冠状动脉主干及回旋支明显扩张，主干内径起始处 23 mm（箭头）

图 1-7-3
左冠状动脉主干及回旋支明显扩张（动态）

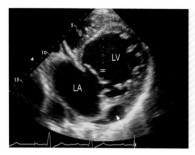

胸骨旁四心腔切面显示左心房、左心室明显扩大，于二尖瓣环外侧可见一环状的血管回声，直径为27 mm（箭头）

图 1-7-4
回旋支扩张

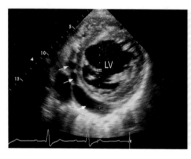

非标准左室短轴切面于左心室后方左侧房室沟见异常迂曲扩张的血管结构向右走行（白箭头），开口于右心室（黄箭头）

图 1-7-5
回旋支扩张

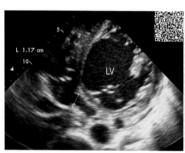

非标准左室短轴切面见回旋支开口于右室，开口处直径为 11.7 mm

图 1-7-6
回旋支扩张及瘘口（动态）

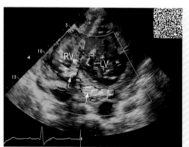

非标准左室短轴切面 CDFI 显示左心室后方扩张的回旋支内高速紊乱的血流信号（白箭头）及房室沟右心室侧瘘口处的高速血流信号（黄箭头）

图 1-7-7
回旋支扩张及瘘口紊乱的血流（动态）

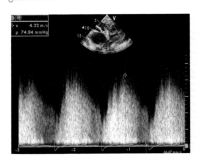

CW 探及瘘口处全心动周期连续性高速血流频谱，舒张期最大血流速度 433 cm/s，最大压差 75 mmHg

图 1-7-8
瘘口高速血流

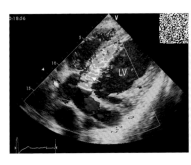

CDFI 显示主动脉瓣大量偏心性反流信号，反流束朝向室间隔

图 1-7-9
主动脉瓣大量反流（动态）

【鉴别诊断】

本病主要与冠状动脉扩张性疾病、导致右心室内异常血流信号的疾病相鉴别。主要包括冠状动脉瘤、川崎病、冠状动脉异常起源于肺动脉、主动脉窦瘤破入右心室、室间隔缺损、室间隔缺损合并主动脉瓣关闭不全等（详见第一章病例1、第一章病例2）。

【分析讨论】

- 左冠状动脉–右室瘘的血流动力学改变：本病例血流动力学的改变主要包括两方面。

  （1）左向右分流：为主动脉至右心室的分流。大量血流进入右心室，经肺循环至左心，使左心房、左心室血流量增加，心腔扩大。

  （2）冠状动脉"窃血"：大量血流经回旋支流入右心室，一方面使主动脉向冠状动脉的灌注压减低，导致冠状动脉的灌注减少，产生心肌缺血；另一方面回旋支的血流直接瘘入到右心室，供应到回旋支分布区域心肌的血流量减少，加重回旋支供血区域的心肌缺血。短暂的心肌缺血可产生心绞痛，持续严重的心肌缺血将出现心肌坏死，长期反复的心肌缺血可引起心肌破坏和心功能下降，最终出现心力衰竭。

- 冠状动脉瘘的并发症：冠状动脉瘘常可并发心肌缺血，另一常见的并发症是感染性心内膜炎。感染性心内膜炎多数在原有心血管疾病的基础上发生。冠状动脉瘘的患者由于在血流动力学上产生分流，导致心腔内的血流量增加，血流加速，使瓣膜表面内膜损伤，内层胶原暴露出来，血小板和纤维蛋白就会在此沉积，形成无菌性血小板纤维蛋白栓，从而产生病原微生物黏附到瓣膜的病变基础。

- 导致主动脉瓣赘生物的原因分析：本病例为冠状动脉瘘合并主动脉瓣赘生物，大量左向右分流，一方面使主动脉瓣的血流加速；另一方面由于大量血流经冠状动脉分流，使主动脉窦的压力减低，导致主动脉瓣两侧出现压力差，在低压腔室面异常血流流出部位的局部内膜损伤，形成感染性病原附着的基础。

病例 8

左冠状动脉 – 肺动脉瘘：经食管超声心动图 检查发现细小瘘口及弹簧栓封堵

【病史、体征及相关检查】

病史：患者男性，51 岁。心悸、气短 1 个月。

体征：心前区听诊无明确的杂音。

胸部 X 线片、心电图及运动试验：结果正常。

【超声心动图表现】

- 经胸壁二维超声心动图：心血管大小及瓣膜未发现任何异常，左、右冠状动脉分别起源于左、右冠状动脉窦；CDFI 显示主肺动脉内似可见舒张期高速紊乱血流信号。提示冠状动脉瘘可能，进一步行经食管超声心动图检查。

- 多平面经食管超声心动图：探头位于食管中段水平，当晶片旋转至 75°时，在肺动脉瓣上 1.5 ～ 3 cm 处见舒张期有紊乱血流从主动脉进入肺动脉主干（图 1-8-1A）。同一水平，晶片转至 15°，见此异常血流束起于左前降支，左冠状动脉主干未见扩张。脉冲波多普勒（pulsed wave Doppler，PW）显示该异常血流出现于舒张期，峰值速度为 90 cm/s（图 1-8-1B）。

【超声心动图提示】

先天性心脏病

左冠状动脉 – 肺动脉瘘

【诊断要点】

- 瘘口异常血流：肺动脉内张期高速紊乱血流。
- 冠状动脉起源正常：左、右冠状动脉开口于正常部位。

【鉴别诊断】

- 动脉导管未闭：动脉导管连接降主动脉与肺动脉。二维超声可直接显示未闭的动脉导管，多普勒超声可显示经未闭导管由降

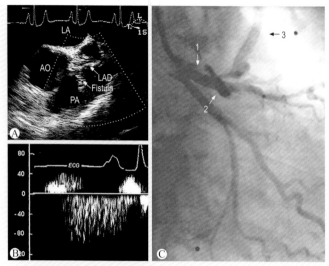

A. 多平面经食管超声心动图检查可见自左前降支至主肺动脉的冠状动脉瘘；
B. PW 显示舒张期进入主肺动脉的血流频谱；C. 左冠状动脉造影显示冠状动脉瘘起于左前降支流入主肺动脉。Fistula：瘘口；1：左前降支；2：瘘管；3：瘘口

图 1-8-1　左冠状动脉 – 肺动脉瘘

主动脉进入肺动脉的分流束，异常血流束起始于降主动脉。冠状动脉 – 肺动脉瘘易与较小的动脉导管未闭相混淆，诊断时应特别注意。主要通过观察动脉导管和肺动脉内异常血流的起源部位和方向鉴别。

- 冠状动脉异常起源于肺动脉：左、右冠状动脉异常起源于肺动脉时可见异常开口于肺动脉的冠状动脉，冠状动脉窦内无正常起源的冠状动脉。肺动脉内有以舒张期为主的血流信号，是由冠状动脉进入肺动脉的血流，此点易被误认为是冠状动脉瘘的血流。诊断观察冠状动脉起源的部位和心肌内侧支循环的血流以鉴别。

【其他影像及诊治经过】

- 心导管测试：记录肺动脉压力正常，氧梯度上升。
- 冠状动脉造影：左心室造影正常；冠状动脉造影未发现狭窄病变，但见起源于左前降支进入主肺动脉的瘘管（图 1-8-1C）。
- 治疗：经导管置一弹簧栓堵塞瘘口后，造影显示无残余异常血

流进入肺动脉。患者无任何不适,出院。

【分析讨论与经验体会】

- 冠状动脉 – 肺动脉瘘的解剖特点:多数发生于左冠状动脉,右冠状动脉极少发生,双侧冠状动脉可同时瘘入肺动脉,且多为冠状动脉的分支瘘入肺动脉。瘘口多较细小,分流量不大。儿童多合并其他类型的先天性心脏病,瘘口可能加大,且为肺循环依赖的血流。

- 肺动脉压力及血氧的影响:由于瘘口多较小,对血流动力学影响不严重,肺动脉压力多正常。由于肺动脉内有来自体循环系统的血液,导致肺动脉血氧增高。本病例心导管检查的结果充分说明了该特点,儿童可能分流量较大。

- 临床表现:一般患者多无明显的临床表现,多于体检时发现心脏杂音而就诊。随着年龄的增长,患者可出现心悸、胸闷、呼吸困难等症状,严重者可并发心肌缺血。成年人发生小瘘口时症状多不典型,临床疑诊冠心病,多在冠状动脉造影时发现病变。

- 超声心动图观察重点及漏诊分析:冠状动脉 – 肺动脉瘘主要从心底短轴切面观察扩张的冠状动脉,追踪病变血管的走行直至瘘口。二维超声很难显示瘘口,主要通过彩色多普勒超声发现肺动脉内的异常血流而确定瘘口的方位。理论上病变的冠状动脉会扩张,瘘口处为连续性分流。对于瘘口小的病例如不仔细观察极易被漏诊。一方面由于病变冠状动脉不扩张;另一方面瘘口细小,有时仅为舒张期的分流,且分流速度较低,难以发现。本病例超声心动图检查几乎无异常发现,仅在肺动脉内发现可疑血流信号,可通过经食管超声心动图确诊。

- 治疗:瘘口大分流明显需要及时治疗,外科和介入封堵均可。瘘口小可随访观察,临床症状明显时进行治疗。本病例尽管瘘口小,但已有临床症状,因而进行了弹簧栓的封堵治疗。

【附录】

本病例已发表:YANG Y,BARTEL T,CASPARI G,et al. Echocardiographic detection of coronary artery fistula into the pulmonary artery:a case report.Eur J Echocardiogr,2001,2(4):292-294.

病例 9

左冠状动脉 – 肺动脉瘘：合并室间隔缺损

【病史、体征及相关检查】

病史：患者男性，16 岁。体检发现心脏杂音，无明显不适。

体征：患者一般情况好，心律齐，胸骨旁第二至第三肋间可闻及 3/6 级收缩期和舒张期杂音。

辅助检查：心电图和胸部 X 线片均无异常发现，外院心血管造影提示"冠状动脉 – 肺动脉瘘"。

【超声心动图表现】

- 左室长轴切面：心脏大小及运动未见异常。
- 心底短轴切面：左冠状动脉起源正常，冠状动脉左主干增宽，前降支增宽呈"串珠样"改变，最宽处直径为 8 mm（图 1-9-1）。CDFI 可显示前降支内的血流信号（图 1-9-2）；改变探头方向显示大动脉短轴与四心腔过渡切面，可见前降支的血流（图 1-9-3）。
- 肺动脉的长轴切面：于肺动脉的内侧近肺动脉瓣环处可见一以红色为主的细小的血流束流向肺动脉瓣口（图 1-9-4）；PW 于上述异常血流进入肺动脉处探及舒张期的血流信号，峰值血流速度约为 100 cm/s（图 1-9-5）。
- 胸骨旁四心腔切面：室间隔近心肌部见连续性中断，直径为 4 mm（图 1-9-6）。
- 非标准左室短轴切面：CDFI 于室间隔连续性中断处见左向右的高速血流信号（图 1-9-7）；CW 探及分流血流信号，峰值流速约 380 cm/s（图 1-9-8）。

【超声心动图提示】

先天性心脏病
左冠状动脉前降支 – 肺动脉瘘
室间隔肌部缺损

【诊断要点】

- 冠状动脉扩张：左冠状动脉主干及前降支扩张。
- 前降支血管走行：前降支沿肺动脉的内侧走行，一细小血流束于近肺动脉瓣环处流向肺动脉瓣口。
- 瘘口高速血流信号：瘘口位于肺动脉瓣口，血流为舒张期高速血流信号。
- 室间隔缺损：室间隔连续性中断，可探及左向右高速分流信号。

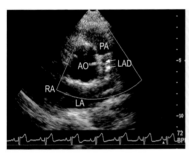

心底短轴切面冠状动脉左主干增宽，前降支增宽呈"串珠样"改变（箭头）

图 1-9-1
冠状动脉左主干及前降支增宽

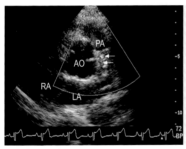

心底短轴切面 CDFI 显示前降支近端的血流信号（箭头）

图 1-9-2
左前降支内的血流信号

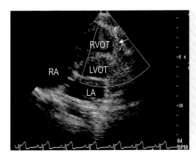

大动脉短轴与四心腔过渡切面 CDFI 显示前降支远端的血流信号（箭头）

图 1-9-3
左前降支内的血流信号

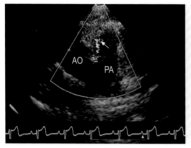

肺动脉长轴切面见肺动脉的内侧近肺动脉瓣环处一细小血流束流向肺动脉瓣口（箭头）

图 1-9-4

肺动脉内侧异常血流束

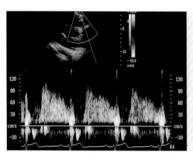

肺动脉长轴切面异常血流进入肺动脉处，探及舒张期的血流信号，峰值血流速度约为 100 cm/s

图 1-9-5

肺动脉处探及舒张期的血流信号

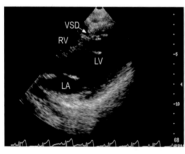

胸骨旁四心腔切面显示心肌部室间隔连续性中断（VSD）

图 1-9-6

室间隔连续性中断

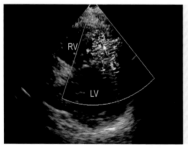

左室短轴切面 CDFI 显示室间隔异常左向右分流信号（箭头）

图 1-9-7

室间隔左向右高分流信号

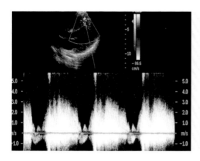

室间隔连续中断处探及分流的血流信号，峰值血流速度约为 300 cm/s

图 1-9-8
CW 探及高速分流频谱

【鉴别诊断】

■ 冠状动脉瘘扩张和肺动脉内异常血流信号的疾病：冠状动脉瘘
应与川崎病、冠状动脉瘤、动脉导管未闭、冠状动脉异常起源
于肺动脉等导致冠状动脉扩张和肺动脉内异常血流信号的疾病
相鉴别。

■ 合并畸形：诊断时不仅需要注意观察冠状动脉瘘，还需要注意
观察合并畸形。

【分析讨论与经验体会】

■ 冠状动脉 – 肺动脉瘘：冠状动脉瘘为一种罕见的冠状动脉异
常，冠状动脉瘘 74% ～ 90% 为单支病变，来源以右冠状动脉
多见，占 50% ～ 60%，前降支占 30% ～ 40%，左回旋支占
10% ～ 20%；瘘口以瘘入右心为主，右心室占 40%，右心房
占 25%，肺动脉仅占 17%。冠状动脉 – 肺动脉瘘又称为冠状动
脉异位起源于肺动脉，约占所有冠状动脉瘘的 10%，左冠状动
脉 – 肺动脉瘘较为少见，但症状明显，一般在幼年时就会出现
左心室缺血等症状，最终导致心力衰竭；而右冠状动脉 – 肺动
脉瘘一般无明显症状，若不合并其他畸形很难被发现，大都是
体检时被发现。该患者左冠状动脉和肺动脉之间存在先天性瘘
管，导致左冠状动脉主干增宽，前降支增宽呈"串珠样"改变。

■ 合并其他先天性心血管畸形：冠状动脉瘘中仅 10% ～ 30% 的
冠状动脉瘘患者合并有其他心脏畸形，如动脉导管未闭、房间
隔缺损、室间隔缺损、肺动脉瓣闭锁、主动脉瓣畸形等，其中
较常见的畸形是动脉导管未闭、房间隔缺损、室间隔缺损等；
当冠状动脉 – 肺动脉瘘合并肺动脉闭锁和室间隔缺损（PA-
VSD）时，冠状动脉 – 肺动脉通道是患者肺血流的重要来源（约

10%)。本例患者冠状动脉 – 肺动脉瘘合并室间隔缺损，无明显症状，因体检发现杂音而就诊。虽然这些畸形的杂音会提高患者检查的概率，但也因合并畸形杂音和异常分流更容易造成冠状动脉 – 肺动脉瘘的漏诊。值得注意的是，当冠状动脉 – 肺动脉瘘伴有这些心血管畸形时易合并感染性心内膜炎，因此，超声医师在检查时还应该仔细观察各瓣膜的情况，观察是否伴有赘生物等。

■ 治疗及预后分析：冠状动脉瘘一经确诊多主张早期治疗，常规治疗有 3 种：第一种是保守治疗，主要是预防感染性心内膜炎及对症治疗。第二种是介入治疗，近来已有经导管封堵瘘口的方法，术后残余瘘发生较少，彩色多普勒超声可观察残余瘘，一般分流量较少，对血流动力学影响不大，可追踪观察，不必再次治疗。第三种是外科手术治疗，手术原则：①中、大内径的冠状动脉瘘且存在血流动力学意义的无论有无症状均需手术治疗；②无症状的小内径冠状动脉瘘，若有相关并发症的危险因素则需手术治疗，若无相关并发症的危险因素不建议手术治疗，可临床随访观察。

病例 10

左冠状动脉 – 肺动脉瘘：肺动脉闭锁
肺循环依赖的冠状动脉瘘

【病史、体征检查】

病史：患者男性，7 个月，出生后发绀。

体征：患者口唇青紫，呼吸急促，经皮氧饱和度 78%，双肺呼吸音粗，心音低，心律齐，心前区隆起，可触及震颤，叩诊心界扩大；听诊可闻及 4/6 级收缩期杂音；可见杵状指(趾)，指(趾)端青紫。

【超声心动图表现】

- 左室长轴切面：主动脉瓣下室间隔见连续中断；CDFI 于室间隔连续中断处见双向分流的血流信号。
- 心底短轴切面：右室流出道呈盲端，肺动脉瓣位未见瓣膜启闭活动。在此切面上转动探头，显示肺动脉主干与左、右肺动脉内径变窄，可见发育差（图 1-10-1）；左冠状动脉扩张，CDFI 可见高速血流信号由左冠状动脉进入肺动脉，瘘口宽约为 3.4 mm（图 1-10-2）。
- 心尖四心腔切面：右心房、右心室增大。
- 胸骨上窝主动脉长轴切面：主动脉右弓右降。

【超声心动图提示】

先天性心脏病

肺动脉瓣闭锁

室间隔缺损

左冠状动脉 – 肺动脉瘘

右位主动脉弓

【诊断要点】

- 冠状动脉扩张：受累冠状动脉增宽并延续为粗大瘘管。
- 走行：瘘管异常走行并瘘入肺动脉内。

- 瘘口：瘘管最终瘘入形成肺动脉内异常血流束。
- 合并发绀型先天性心脏病：肺动脉瓣闭锁和室间隔缺损。

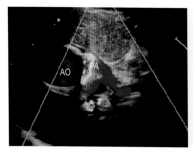

肺动脉瓣位未见瓣膜启闭活动，肺动脉长轴切面显示肺动脉主干及左、右肺动脉内径变窄

图 1-10-1
肺动脉主干及左、右肺动脉发育差

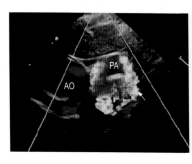

心底短轴切面显示左冠状动脉内血流经瘘管瘘入肺动脉（箭头）

图 1-10-2
瘘管及瘘口高速血流

【鉴别诊断】

- 动脉导管未闭：本例患者的主要畸形为肺动脉闭锁。冠状动脉－肺动脉瘘为向肺动脉供血的重要循环通道。在类似病例中，动脉导管与体肺侧支血管的发生率比冠状动脉肺动脉瘘更高，故应与动脉导管、体肺侧支血管相鉴别。异常导管连接起自降主动脉和肺动脉，分流速度较快。可通过追溯起源位置进行鉴别。
- 侧支循环：在降主动脉与肺动脉间多支细小血管交通，二维超声难以辨别血管，多通过彩色多普勒超声观察低速连续性血流信号。

【相关检查及治疗经过】

- 治疗：手术矫治心脏畸形，术中证实存在左冠状动脉－肺动脉瘘和其他畸形。

【分析讨论与经验体会】

- 儿童合并先天性心脏病：冠状动脉瘘是一类较罕见的心血管畸形。在普通人群中的发病率为 0.002%，在不同性别中的发病率相当。在冠状动脉瘘中，冠状动脉 – 肺动脉瘘的发病率更低。有部分患者合并先天性心脏病，因发现心脏杂音或发绀等先天性心脏病表现就诊。在本病例中，患者合并发绀型先天性心脏病，使其在临床、血流动力学及超声心动图各方面均以肺动脉瓣闭锁表现为主，冠状动脉 – 肺动脉瘘的超声表现也较为典型，可清晰显示冠状动脉 – 肺动脉瘘的 3 个直接征象。

- 肺循环依赖的冠状动脉瘘：发绀型先天性心脏病患者均为肺少血型先天性心脏病，肺动脉闭锁与法洛四联症基本的病理改变之一为肺动脉发育不良。为维持患者的循环需求，往往需要动脉导管持续开放，向肺动脉供血。此例患者未发现未闭的动脉导管，相应的冠状动脉 – 肺动脉瘘代替了动脉导管成为向肺动脉供血的重要通道。国外研究者也曾报道过肺动脉闭锁或法洛四联症合并冠状动脉 – 肺动脉瘘的病例，有研究者还指出在肺动脉闭锁的患者中合并冠状动脉肺 – 动脉瘘的概率高达 10%。此类患者由于存在冠状动脉增宽、瘘管粗大、瘘口清晰和肺动脉内连续血流等冠状动脉 – 肺动脉瘘典型的超声表现，故应用超声心动图诊断并不困难。

【附录】

本病例已发表：李静雅，杨娅，马宁，等.儿童先天性冠状动脉肺动脉瘘超声心动图特征分析.中国超声医学杂志,2018,34(5)：424-427.

病例 11

右冠状动脉 – 冠状静脉窦瘘：伴冠状静脉窦瘤形成及窦口狭窄

【病史、体征及相关检查】

病史：患者男性，46 岁。呼吸困难和胸痛 1 个月。

体征：胸骨右缘可闻及 2 级收缩期杂音。

【超声心动图表现】

- 左室长轴切面：右冠状动脉增宽；冠状静脉窦"瘤样"扩张，内径约为 46 mm（图 1-11-1）。
- 心底短轴切面：CDFI 显示扩张的右冠状动脉起源处血流加快；右心房后外侧见扩张的右冠状动脉；左心房后方见"瘤样"扩张的冠状静脉窦（图 1-11-2）。
- 四心腔切面：右心扩大。探头向右侧偏转于右房室沟处见右冠状动脉的中部和远端明显扩张，内径为 16 mm；右冠状动脉开口于冠状静脉窦（图 1-11-3）。CDFI 显示右冠状动脉内的血流进入冠状静脉窦（图 1-11-4）。
- 右室流入道切面：CDFI 显示右冠状动脉血流流入冠状静脉窦，冠状静脉窦的血流流入右心房；冠状静脉窦右心房的开口处狭窄，血流速度明显加快（图 1-11-5）；CW 显示狭窄的冠状静脉窦窦口处呈高速连续频谱，峰值速度为 3.05 m/s。

【超声心动图提示】

先天性心脏病

右冠状动脉 – 冠状静脉窦瘘

冠状静脉窦瘤形成并窦口狭窄

【诊断要点】

- 右冠状动脉瘘：右冠状动脉增宽，沿右心房室沟走行，开口于冠状静脉窦。
- 冠状静脉窦瘤：冠状静脉窦明显扩张，内径为 46 mm。

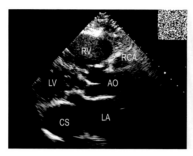

左室长轴切面显示扩张的右冠状动脉和"瘤样"扩张的冠状静脉窦（CS）的近端

图 1-11-1
右冠状动脉扩张和"瘤样"扩张的冠状静脉窦（动态）

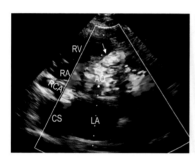

心底短轴切面 CDFI 显示右冠状动脉在起源处血流丰富（箭头），右心房后外侧见扩张的右冠状动脉（RCA）；左心房后方见"瘤样"扩张的冠状静脉窦（CS）

图 1-11-2
右冠状动脉在起源处血流加快

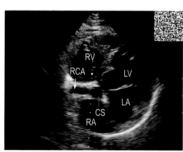

在四心腔切面的基础上，探头向右侧偏转于右房室沟处见右冠状动脉的中部和远端明显扩张（箭头），右冠状动脉开口于冠状静脉窦（红箭头）

图 1-11-3
右冠状动脉扩张并开口于冠状静脉窦（动态）

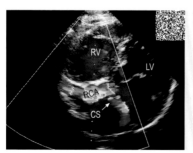

CDFI 显示右冠状动脉血流进入冠状静脉窦（箭头）

图 1-11-4
右冠状动脉血流进入冠状静脉窦（动态）

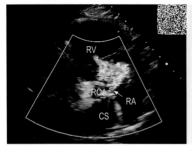

右室流入道切面 CDFI 显示右冠状动脉血流流入冠状静脉窦（红箭头），冠状静脉窦的血流流入右心房（箭头），开口处狭窄血流速度明显加快

图 1-11-5
冠状静脉窦开口处狭窄（动态）

- 冠状静脉窦窦口狭窄：冠状静脉窦开口狭窄，血流明显加快。

【鉴别诊断】

- 左冠状动脉异常起源于肺动脉：也表现为右冠状动脉扩张，但左冠状动脉开口于肺动脉，并且心肌内可见丰富的侧支循环血流信号。
- 左位上腔静脉：冠状静脉窦扩张。胸骨上窝探查可见下行的左位上腔静脉血流，经左上肢超声造影可明确诊断。
- 肺静脉异位引流：心内型肺静脉经冠状静脉窦异位引流时冠状静脉窦亦扩张，仔细探查肺静脉的开口可以判断。

【其他影像及诊治经过】

- 冠状动脉 CT 检查：证实了超声心动图的诊断。CT 三维重建图像显示右冠状动脉扩张并弯曲，右冠状动脉与"瘤样"扩张的冠状静脉窦之间的瘘管大小约为 46 mm × 44 mm，冠状静脉窦口狭窄明显（图 1-11-6）。
- 手术治疗：患者接受了结扎瘘管和体外循环重建冠状窦的治疗，在住院期间病情平稳。
- 手术结果证实：①右冠状动脉扩张；②冠状窦动脉"瘤样"扩张；③右冠状动脉与冠状窦之间有瘘管存在，瘘管直径约为 8 mm；④冠状窦口狭窄，约为 4 mm。

【分析讨论与经验体会】

- 冠状动脉瘘：是一种罕见的冠状动脉异常，代表冠状动脉与心室或其他血管结构之间的联系。已报道的冠状动脉瘘发病率在一般人群中为 0.002%，在所有心脏畸形中为 0.4%。只有

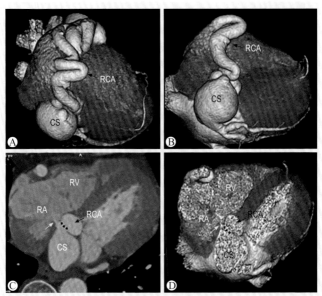

右房室沟（黑箭头）处动脉"瘤样"扩张的冠状窦（图A和图B）及扩张和弯曲的右冠状动脉，在右冠状动脉、冠状窦（虚线）及狭窄的冠状窦口（黄箭头）之间显示有瘘管（图C和图D）

图 1-11-6　CT 三维重建心脏图像

7% 的冠状动脉瘘可能会流入冠状窦。先天性冠状窦狭窄也是罕见的畸形，可能与冠状动脉瘘、无顶冠状窦或其他心脏异常有关。

- 病理改变及血流动力学特点：该患者右冠状动脉和冠状动脉窦之间存在先天性瘘管，导致冠状动脉窦严重扩张，在严重狭窄的冠状动脉窦口存在下，血流进一步淤滞，导致动脉瘤形成。右冠状动脉 – 冠状窦瘘与冠状窦动脉"瘤样"扩张和冠状窦口狭窄有关，是一种非常罕见的异常，在成年人中尚未见报道。右冠状动脉 – 冠状窦瘘可能导致右心压力增高，而冠状窦狭窄可延缓此过程，降低充血性心力衰竭的发生率。这可能是患者长期无症状的原因。

- 超声心动图的价值：虽然心导管是收集冠状动脉解剖信息的经典方法，但超声心动图作为一种无创、快速、廉价、易于重复的方法已被证明足以诊断冠状动脉瘘。CTA 可补充超声心动图诊断。彩色多普勒超声有助于识别异常狭窄点，频谱多普勒可以测量狭窄的速度，并评估狭窄的程度。先天性冠状窦狭窄通常与冠状窦扩张有关。狭窄的冠状窦直径（1～4 mm）通常小于管腔中部冠状窦直径的一半。狭窄的速度从 1.2 m/s 到 4.2 m/s。该患者的狭窄速度在这个范围内，速度是 3.05 m/s，比正常人的速度快得多。

- 治疗及预后分析：手术干预冠状动脉瘘取决于瘘管的位置、大小和由此产生的分流体积。早期手术干预可以预防潜在的并发症，如冠状动脉的"瘤样"扩张、充血性心力衰竭、感染性心内膜炎和血栓形成。

【附录】

本病例已发表：PU L, LI R J, YANG Y A, et al. Right coronary artery coronary sinus fistula with coronary sinus ostium stenosis. Echocardiography, 2017, 34: 1102−1104.

病例 12

右冠状动脉 – 左室瘘："瘤样"扩张的右冠状动脉

【病史、体征及相关检查】

病史：患者女性，34 岁。发现心脏杂音 22 年，2 年前于当地医院超声心动图检查提示"主动脉窦瘤破裂"。

体征：体温 36.4 ℃，脉搏 75 次/分，血压 128/85 mmHg，心尖部可闻及 3 级舒张期杂音。

【超声心动图表现】

- 左室长轴切面：二维及 M 型超声显示左心室增大，左心室舒张末期内径为 60 mm（图 1-12-1）。
- 心底短轴切面：右冠状动脉起源于右冠窦，内径明显增宽，呈"瘤样"扩张；起始段内径为 22.9 mm，稍远段内径为 37.1 mm（图 1-12-2，图 1-12-3）。CDFI 可见主动脉的血流信号进入扩张的右冠状动脉（图 1-12-4）。
- 心尖五心腔切面：CDFI 可见主动脉瓣舒张期少量反流信号（图 1-12-5）。在此切面基础上向右转动探头显示右冠状动脉呈"瘤样"扩张（图 1-12-6）。
- 非标准左室两心腔切面：CDFI 显示右房室沟走行的扩张右冠状动脉，并可见血流信号瘘入左心室，瘘口位于左心室侧后壁二尖瓣后叶瓣根下方（图 1-12-7）。CW 探及瘘口处舒张期高速血流频谱，最大血流速度为 200 cm/s（图 1-12-8）。

【超声心动图提示】

先天性心脏病

右冠状动脉 – 左室瘘，右冠状动脉"瘤样"扩张

主动脉瓣反流（轻度）

左心室扩大

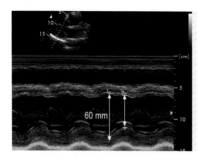

左室长轴切面M型超声显示左心室增大

图 1-12-1
左心室扩大

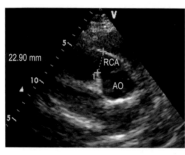

心底短轴切面显示右冠状动脉明显增宽，起始段内径为 22.9 mm

图 1-12-2
右冠状动脉"瘤样"扩张

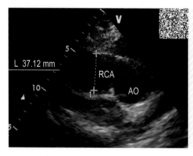

心底短轴切面显示右冠状动脉明显增宽，稍远段内径为 37.1 mm

图 1-12-3
右冠状动脉"瘤样"扩张（动态）

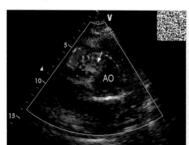

CDFI 见主动脉的血流信号进入扩张的右冠状动脉

图 1-12-4
右冠状动脉起始段血流（动态）

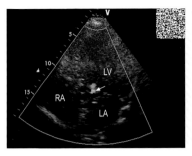

心尖五心腔切面 CDFI 见主动脉瓣舒张期少量反流信号（箭头）

图 1-12-5
主动脉瓣反流（动态）

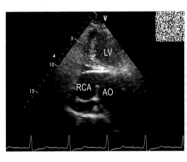

在五心腔切面基础上向右转动探头显示右冠状动脉呈"瘤样"扩张

图 1-12-6
右冠状动脉"瘤样"扩张（动态）

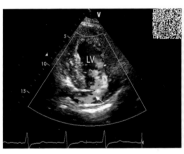

非标准左室两心腔切面 CDFI 显示右房室沟走行的扩张右冠状动脉，并可见血流信号瘘入左心室（箭头），瘘口位于左室侧后壁二尖瓣后叶瓣根下方

图 1-12-7
左室瘘口处高速血流（动态）

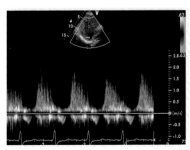

CW 探及瘘口处舒张期高速血流频谱

图 1-12-8
瘘口处舒张期高速血流

【诊断要点】

- 冠状动脉扩张：右冠状动脉主干明显扩张呈"瘤样"。
- 右冠状动脉血管走行：血管扩张迂曲，走行于右房室沟。
- 瘘口高速血流信号：瘘口位于左心室侧后壁二尖瓣后叶瓣根下方，血流为舒张期血流信号。

【CT 检查】

- CT 三维重建图像：左冠状动脉未见异常；右冠状动脉正常起源于右冠窦，明显迂曲扩张，沿右侧房室沟走行（图1-12-9，图1-12-10）。

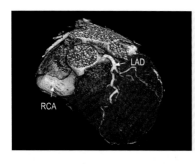

心脏正面观，左冠状动脉未见异常；右冠状动脉正常起源于右冠窦，明显迂曲扩张

图 1-12-9
CT 三维重建图像

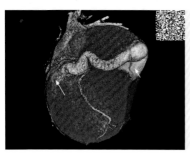

心脏背面观，右冠状动脉正常起源于右冠窦，明显迂曲扩张（短箭头）沿右侧房室沟走行（长箭头）

图 1-12-10
CT 三维重建图像（动态）

- CT 二维图像：左冠状动脉未见异常；右冠状动脉起始段明显增宽迂曲，增宽的右冠状动脉沿右房室沟向左走行，瘘入左心室（图1-12-11 ～图1-12-14）。

【分析讨论】

- 概述：冠状动脉瘘是指冠状动脉与心腔或其他血管之间存在的异常通道，绝大多数为先天发育不良所致，普通人群发病率仅

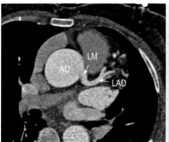

左冠状动脉主干及前降支未见异常

图 1-12-11　CT 二维图像

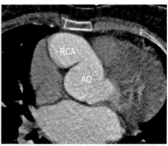

右冠状动脉起始段明显增宽迂曲

图 1-12-12　CT 二维图像

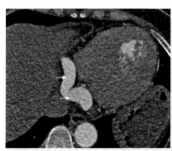

增宽的右冠状动脉沿右房室沟走行
（箭头）

图 1-12-13　CT 二维图像

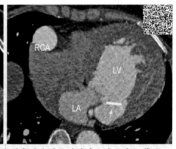

增宽的右冠状动脉瘘入左心室，箭头：
瘘口位置

图 1-12-14　CT 二维图像（动态）

为 0.002%，其中 90% 为单支冠状动脉瘘，其中右冠状动脉瘘最为多见，约占 44%。大多数冠状动脉瘘引流入右心系统，其中引流入右心室占 40%，引流入右心房占 25%，引流入左心室仅占 3%。

- 病因：冠状动脉瘘按病因分为先天性和获得性，先天性冠状动脉瘘被认为是心肌小梁窦系统退化失败所致；获得性冠状动脉瘘多与感染性心内膜炎、胸部重大创伤、各种心脏相关手术病史等有关。
- 临床表现：冠状动脉瘘的临床表现多种多样，半数以上患者可无症状，仅在体检时被发现心前区连续性杂音或收缩期和舒张期双期杂音。冠状动脉若瘘入右心系统，左向右分流量较大者，临床表现类似一般左向右分流先天性心脏病，可引起肺血流量增加、肺动脉高压和右心功能不全。若瘘入左心系统，血流动力学表现类似主动脉瓣关闭不全，可引起左心功能不全；部分冠状动脉瘘患者瘘口远端冠状动脉血供减少，局部冠状动脉"窃血"，常引起局部心肌供血不足，甚至心肌梗死。

- 超声心动图特征：超声心动图常作为冠状动脉瘘首选的检查手段，具有典型声像图特征：①受累冠状动脉扩张，管壁变薄且走行迂曲；②瘘口处可测得高速湍流频谱，引流入右心时发生双期分流，引流入左心室，多为舒张期分流；③瘘口血流宽度大致为瘘口大小。

- 超声心动图检查要点：①超声心动图心底短轴切面探及左、右冠状动脉起源正常，左冠状动脉开口位于 3 点钟位置，右冠状动脉开口位于 10 点钟位置；②扫查时注意冠状动脉内径是否增宽，若一侧冠状动脉开口内径增宽，则需要循其走行区域，仔细观察心腔内及大血管内有无异常血流束出现；③彩色多普勒超声可提供较多的诊断信息，冠状动脉血流瘘入右心系统时，由于右心系统压力较主动脉偏低，瘘口处可探及以舒张期为主的双期分流，瘘入左室时，多为舒张期分流；④由于部分病例瘘口位置较隐蔽，瘘口内径较窄，分流信号不明显，因此，超声诊断存在一定困难，如瘘口较小的冠状动脉－肺动脉瘘，部分冠状动脉－肺动脉瘘漏诊原因为冠状动脉起始部无明显异常扩张，未见迂曲走行，瘘口较隐匿并且内径较窄，血流速度较低，此外，也可能与患者体型偏胖、肺气干扰导致超声成像声窗不理想有关；⑤怀疑冠状动脉瘘时，需从多个切面仔细观察冠状动脉起源、走行、瘘管开口所在心腔，瘘口及分流量大小等。对于冠状动脉扩张、瘘口大、分流量大的典型先天性冠状动脉瘘病例，根据以上要点诊断相对容易，对于瘘管细、瘘口小、分流量小的不典型病例，必要时可行冠状动脉造影以进一步检查。

右冠状动脉 – 左室瘘：极度迂曲走行的右冠状动脉

【病史、体征及相关检查】

病史：患者男性，57 岁。活动后右侧胸部疼痛 15 天。无心慌气短、胸闷憋气及发射性疼痛等，休息后疼痛未见明显缓解。

于当地医院就诊，胸部 CT 检查提示"右肺占位性病变；右冠状动脉瘘"，进一步行冠状动脉 CT 及右肺占位活检，结果提示"右肺继发性炎症、右冠状动脉瘘"。为进一步诊治入院。既往体健，否认高血压病史，否认结核、肝炎等传染病病史，无手术史及输血史，无药食过敏史，预防接种史不详，否认家族遗传病史，家族中未见青年猝死病史，出生于北京，无疫区居住史，无吸烟史，酗酒史。

体征：体温 36 ℃，脉搏 95 次 / 分，呼吸 25 次 / 分，血压 111/79 mmHg，心尖部可闻及舒张期杂音。

心电图：心电轴正常，P 波顺出，QRS 大致正常，Ⅱ、V_6 导联 ST 段压低，Ⅰ、Ⅱ、Ⅲ、aVF 导联 T 波低平倒置（图 1-13-1）。

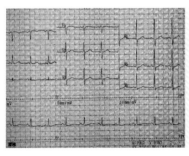

ST 段压低

图 1-13-1
心电图

【超声心动图表现】

- 胸骨旁左室长轴切面：左心增大，主动脉窦部及升主动脉增宽（图 1-13-2）。M 型超声显示室间隔与左室壁对称性增厚。
- 心底短轴切面：主动脉为三窦三叶；右冠状动脉开口明显增

宽，开口处内径增宽约为 14 mm。

- 左室短轴切面：可见左室下后壁外侧紧贴室壁一管形结构，走行迂曲，宽约为 14 mm；于左室下壁基底段紧邻二尖瓣瓣根处开口于左心室，开口处约为 16 mm；PW 显示开口处分流入左心室最大血流速度为 174 cm/s。管形结构继续向心尖走行，走行呈"反 S 形"，于心尖部似与左室心腔通过心肌心窦相通；PW 显示其内血流速度为 190 cm/s。右冠状动脉后降支增宽，最宽约为 10 mm，与异常管形结构相比邻；PW 显示其内血流朝向心尖，流速为 110 cm/s（图 1-13-3～图 1-13-6）。
- 心尖四心腔切面：左心增大，二尖瓣见反流信号（图 1-13-7）。
- 心尖两心腔切面：可见左心室下壁外侧紧贴室壁一管形结构，走行迂曲，宽约为 14 mm，于左心室下壁基底段紧邻二尖瓣瓣根处开口于左心室，开口处约为 16 mm（图 1-13-8），PW 显示瘘口处为舒张期血流（图 1-13-9）。
- 心尖三心腔切面：左心增大，二尖瓣反流（轻度）。

【超声心动图提示】

先天性心脏病
右冠状动脉 - 左室瘘
左心室扩大
二尖瓣反流（轻度）

【诊断要点】

- 冠状动脉扩张：右冠状动脉主干明显扩张。
- 右冠状动脉血管走行：血管扩张迂曲，走行于右房室沟。
- 瘘口高速血流信号：瘘口位于左室侧下壁近二尖瓣后叶瓣根处，血流为舒张期血流信号。

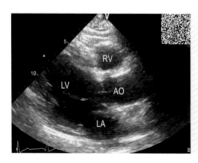

左室长轴切面显示左心室扩大，主动脉窦部及升主动脉增宽

图 1-13-2
左室扩大，主动脉根部增宽
（动态）

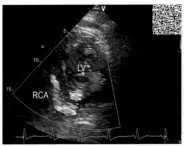

左室短轴切面 CDFI 可见血流信号
由右冠状动脉瘘入左心室

图 1-13-3
右冠状动脉瘘入左心室（动态）

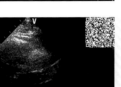

左室短轴切面见左心室下后壁外侧
紧贴室壁一管形结构，走行迂曲

图 1-13-4
右冠状动脉扩张（动态）

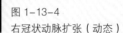

左室短轴切面见左室下后壁外侧紧
贴室壁一管形结构，走行迂曲

图 1-13-5
迂曲的右冠状动脉（动态）

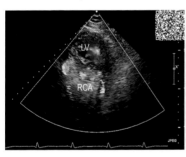

左室短轴心尖水平切面心肌内可见
迂曲的冠状动脉血流信号

图 1-13-6
心肌内迂曲的冠状动脉瘘
（动态）

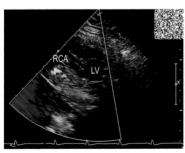

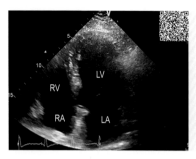

心尖四心腔切面显示左心增大

图 1-13-7
左心增大（动态）

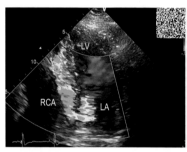

心尖两心腔切面见左室下壁外侧紧贴室壁一迂曲的管形结构，于左室下壁基底段紧邻二尖瓣瓣根处开口于左心室

图 1-13-8
冠状动脉瘘口（动态）

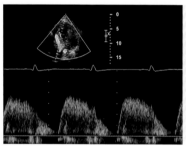

PW 显示瘘口处为舒张期血流

图 1-13-9
冠状动脉瘘口

【鉴别诊断】

- 冠状动脉瘤：冠状动脉的一段或多段呈"瘤样"扩张，通常位于冠状动脉的分叉处，以右冠状动脉多见，其他冠状动脉也可发生，但病变的冠状动脉与心脏的血管和房室间无交通。该患者冠状动脉与心腔相通，可排除此病。

- 川崎病：冠状动脉可扩张或形成冠状动脉瘤，与心脏的血管和房室间无交通。该患者冠状动脉与心腔相通，可排除此病。

- 冠状动脉起源于肺动脉：左或右冠状动脉异常开口于肺动脉，CDFI 显示血流由异常起源冠状动脉流向肺动脉。冠状动脉扩张迂曲，CDFI 显示心肌内广泛侧支循环的连续性血流信号。

该患者冠状动脉均起源于主动脉，可排除此病。

【影像学检查】

- 冠状动脉造影：冠状动脉右优势型；左冠状动脉全程（前降支、大对角支、回旋支）管腔未见扩张，左主干管壁尚光滑，未见有意义狭窄（图1-13-10）。右冠窦轻度扩张，主动脉根部造影未见明确主动脉反流。右冠状动脉全程扩张，走行迂曲，沿右室外侧缘及右侧房室沟向后走行，与右侧房室沟及后间隔沟区形成多个近360°血管袢，远端与左室后侧壁二尖瓣环下方瘘入左心室；右冠状动脉开口处内径约为14 mm，远端最窄处内径为8 mm，瘘口直径约为12 mm，并随左心室心肌收缩舒张有开缩（图1-13-11）。
- 冠状动脉CT：右冠状动脉全程扩张，走行迂曲，沿右室外侧缘及右侧房室沟向后走行，与右侧房室沟及后间隔沟区形成多个近360°血管袢，远端与左室后侧壁二尖瓣环下方瘘入左心室（图1-13-12）。

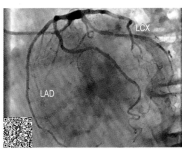

左冠状动脉造影显示无明显异常

图1-13-10
左冠状动脉造影（动态）

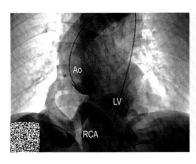

右冠状动脉全程扩张，走行迂曲，沿右室外侧缘及右侧房室沟向后走行，与右侧房室沟及后间隔沟区形成多个近360°血管袢；远端与左室后侧壁二尖瓣环下方瘘入左心室

图1-13-11
右冠状动脉造影（动态）

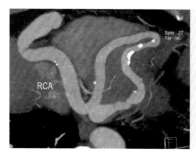

右冠状动脉全程扩张，走行迂曲，沿右室外侧缘及右侧房室沟向后走行，与右侧房室沟及后间隔沟区形成多个近360°血管袢，远端与左室后侧壁二尖瓣环下方瘘入左心室

图 1-13-12
冠状动脉 CT 图像

【分析讨论】

- 冠状动脉瘘：是指正常起源的左、右冠状动脉的主支或分支与心脏或大血管之间相交通。据文献报道，该疾病占先天性心脏病的 0.25%～0.4%，在心血管造影检查中的发生率为 0.018%～0.18%。

- 冠状动脉瘘的病因和病理：主要为先天性的，外伤、心肌梗死和医源性损伤亦可引起冠状动脉瘘。冠状动脉瘘主要发生部位为：右冠状动脉瘘，左冠状动脉瘘，双侧冠状动脉瘘和单支冠状动脉瘘。冠状动脉瘘的引流部位为：右室，右房（包括冠状静脉窦、上腔静脉），肺动脉，左房和左室。异常交通的冠状动脉显著扩张、粗大或扭曲，壁薄如静脉，可形成动脉瘤，瘤内可形成血栓。冠状动脉瘘多为孤立性，也可合并肺动脉瓣闭锁、主动脉瓣闭锁、动脉导管未闭、室间隔缺损等畸形。

- 冠状动脉瘘的临床表现：多不典型，许多没有任何不适症状，较大的冠状动脉瘘可伴有临床症状，如心悸、胸闷、呼吸困难等，易与冠心病相混淆。随着年龄的增长，症状逐渐加重，并可出现充血性心力衰竭。冠状动脉瘘可并发心肌缺血（较少发生心肌梗死）、感染性心内膜炎等，冠状动脉瘤内可形成血栓，血栓脱落可致冠状动脉远端栓塞，冠状动脉瘤还可压迫邻近的冠状动脉使之供血不足，冠状动脉瘤甚至可破裂而产生严重的并发症。

- 超声心动图的价值：其是诊断冠状动脉瘘的重要方法之一，能够准确地探测冠状动脉瘘口的部位等。通过超声心动图、冠状动脉造影、冠状动脉 CT 的特征性改变，可以判断冠状动脉瘘的发生部位、血管走行和引流部位，并同时评估心脏大小、功能和血流动力学。超声心动图显示冠状动脉瘘患者通常存在病变冠状动脉起源、瘘管和瘘口显著扩张，内径多＞6 mm。病变冠状动脉内异常湍流，尤其以瘘口处高速的湍流信号为明显。主动脉可扩张，房室腔可扩大，并有瓣膜关闭不全的表现。另外，超声心动图还可在已知冠状动脉瘘患者症状和体征改变时再评估。冠状动脉瘘的发生部位、血管走行和引流部位不明确时，还可用经食管超声心动图进一步精确评估。

- 经验体会：对冠状动脉瘘的诊断，不能只依靠一个检查进行，需要超声心动图、心电图、冠状动脉造影等相结合。本例患者先后进行超声心动图、冠状动脉造影等检查，分别评估心脏结构及功能、瓣膜受损情况、冠状动脉形态及走行、冠状动脉血流、冠状动脉瘘口位置，并观察心尖处扩张冠状动脉与心腔通过心肌血窦相通情况，为进一步诊断及治疗提供依据。超声心动图检查对冠状动脉瘘的诊断具有临床应用价值，值得推广和应用。

- 学习要点：通过二维和多普勒超声全面显示冠状动脉瘘的起源、走行和瘘口方能做出诊断：病变冠状动脉起源、瘘管和瘘口显著扩张，内径多＞6 mm；病变冠状动脉内异常湍流，尤其以瘘口处高速的湍流信号为明显；主动脉可扩张，房室腔可扩大，并有瓣膜关闭不全的表现。部分病例由彩色多普勒首先发现瘘口处高速血流信号方引起注意，进一步探查才显示冠状动脉瘘的起源和走行。经食管超声心动图较经胸超声心动图更为敏感。

病例 14

右冠状动脉－左室瘘：经食管超声探查

【病史、体征及相关检查】

病史：患者男性，45 岁。胸闷、呼吸困难半年，发现心脏杂音半个月。

体征：体检时左侧第三至第五肋间可闻及 2 级舒张期杂音。

心电图：心房纤颤。

【经食管超声心动图表现】

■ 食管中段主动脉长轴切面：探头位于食管中段晶片旋转至 106°，右冠状动脉明显扩张，内径达 16 mm（图 1-14-1A）。

■ 食管中段主动脉短轴切面：探头位于食管中段晶片旋转至 30°，增宽的右冠状动脉沿右心房的右侧缘走行（图 1-14-1B）。

■ 经胃底切面：探头位于胃底晶片旋转至 35°，左心室和右心室后方可见右冠状动脉呈"瘤样"扩张，内径达 30 mm（图 1-14-1C）；探头向左旋转，探及远侧的右冠状动脉开口于左心室（图 1-14-2），CDFI 和 CW 显示舒张期紊乱血流经左心室后壁进入左室（图 1-14-3）。

【超声心动图提示】

先天性心脏病

右冠状动脉－左室瘘

【诊断要点】

■ 冠状动脉扩张：右冠状动脉明显扩张。

■ 回旋支血管走行：右冠状动脉沿右心房右侧缘走行至右心室和左心室后方。

■ 瘘口高速血流信号：瘘口位于左心室后壁，血流为舒张期血流信号。

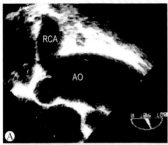

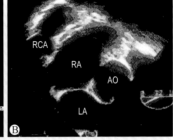

A. 右冠状动脉起始段扩张；B. 右冠状动脉中段扩张；C. 右冠状动脉远段扩张

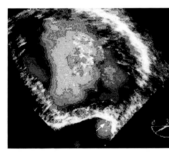

图 1-14-1
右冠状动脉扩张

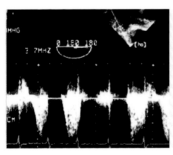

探头位置及晶片角度同图 1-14-1C，探头向左旋转，见远侧的右冠状动脉开口于左心室（箭头）

图 1-14-2
右冠状动脉瘘口

CW 探及瘘口处舒张期血流频谱

图 1-14-3
右冠状动脉瘘口处血流频谱

【影像学检查】

- 选择性冠状动脉造影：右冠状动脉扩张迂曲，远端扩张呈"瘤样"，造影剂通过左心室后壁一较细的瘘口引流入左心室。左冠状动脉未见异常（图1-14-4）。
- 冠状动脉造影提示：右冠状动脉 – 左室瘘。

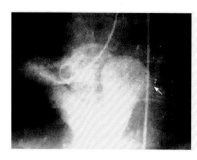

右冠状动脉扩张迂曲，远端呈"瘤样"扩张，造影剂通过左心室后壁一较细的瘘口引流入左心室（箭头）

图1-14-4
冠状动脉造影

【鉴别诊断】

- 本病应与动脉导管未闭、主动脉窦瘤破裂、室间隔缺损及冠状动脉粥样硬化性心脏病等相鉴别。

【分析讨论】

- 冠状动脉瘘：是冠状动脉主干或其分支与心腔或其他血管之间存在异常通道，绝大多数是先天缺陷，少数冠状动脉瘘也有可能是后天形成，通常是继发于创伤性心脏手术。冠状动脉瘘的病理生理改变及症状取决于瘘口的位置、大小及汇入的心腔。绝大多数冠状动脉瘘患者早年没有症状，有些冠状动脉瘘较大的患者在各个年龄段均可以发生充血性心力衰竭或心绞痛的症状，甚至在婴儿期就能发生。本病例是右冠状动脉 – 左室瘘，较为罕见。
- 右冠状动脉瘘的起源：本例病变的右冠状动脉明显扩张，大动脉短轴切面可以显示其起始段。
- 右冠状动脉走行：①近1/3节段可于胸骨旁主动脉短轴切面，也可从高位的心尖五心腔切面和剑突下四心腔切面显示；②中段可由心尖位的四心腔切面、剑突下四心腔切面显示右冠状动脉沿右房室沟行走；③远段可由低位的心尖四心腔切面、剑突下四心腔切面和胸骨旁右室流入道切面显示；④右冠状动脉后降支可从胸骨旁右室流入道切面和剑突下四心腔切面显示。

- 右冠状动脉瘘的瘘口：经食管超声心动图追踪增宽的右冠状动脉可以显示其左心室后壁处的瘘口，为单发瘘。

- 经食管超声心动图探查冠状动脉瘘的价值：经食管超声心动图对冠状动脉的起源、引流部位和瘘口形态可以清晰地显示，直接征象多为病变冠状动脉起始或全程非对称性扩张，沿着左、右冠状动脉起始跟踪扫查，大多可以发现受累的冠状动脉走行迂曲、增粗扩张，甚至形成冠状动脉瘤，并可发现瘘口出口，CDFI 可以全程显示瘘口的起始、瘘管的走行，以及其在心腔的入口位置，并可通过分流束测量瘘管的内径；作为一种无创性检查虽然不能完全代替心血管造影检查，但对怀疑有冠状动脉瘘的患者可作为首选检查，同时也弥补了经胸超声心动图的不足。

- 经验体会：①在探查到增宽的冠状动脉后，沿其走行探查到瘘口，可明确诊断；②经胸超声心动图显示不清时，可考虑行经食管超声和冠状动脉造影以明确诊断；③冠状动脉瘘瘘口处多为连续性血流信号，漏入左心室可为舒张期血流。

病例 15

右冠状动脉 – 左室瘘：冠状动脉瘤形成 并心肌致密化不全

【病史、体征及相关检查】

病史：患者男性，59 岁。进行性胸闷、呼吸困难 10 余年，加重伴下肢水肿 10 余天。患者近 10 年来劳力活动后出现心悸、胸闷、胸痛、进行性呼吸困难等症状，自行口服硝酸甘油后症状缓解。曾多次在当地医院就诊，临床诊断为"冠状动脉粥样硬化性心脏病（简称冠心病）"。给予抗凝、稳定斑块、维持电解质平衡等治疗，好转出院。出院后口服阿司匹林肠溶片、硫酸氢氯吡格雷片等药物，但病情反复发作。10 多天前，患者感胸闷并出现胸痛、下肢水肿及排尿困难等症状。既往体健，否认高血压病史，否认结核、肝炎等传染病病史，无手术史及输血史，无药食过敏史，预防接种史不详，否认家族遗传病史，家族中未见青年猝死病史，无疫区居住史，无吸烟史、酗酒史。

体征：体温 36.3 ℃，脉搏 75 次 / 分，呼吸 20 次 / 分，血压 120/75 mmHg，心界增大，心率 68 次 / 分，欠规整；胸骨左缘第二至第三肋间可闻及 2 ～ 3 级舒张期杂音并伴局部震颤；双下肢轻度水肿；心功能（NYHA）Ⅲ～Ⅳ级。

心电图：左心室肥大。

动脉血气分析：pH 7.458（参考值 7.35 ～ 7.45），PCO_2 27.2 mmHg（参考值 35.0 ～ 45.0 mmHg），PO_2 109.4 mmHg（参考值 83.0 ～ 108.0 mmHg），血糖 GLU 97 mg/dL（参考值 65 ～ 95 mg/dL），血尿素氮 BUN 21.0 mg/dL（参考值 7.0 ～ 18.0 mg/dL），D- 二聚体 D-Dimer 739 ng/mL（参考值 0 ～ 500 ng/mL）。

胸部 X 线片：心影扩大且有一"肿块样"结构位于右下肺心缘附近。

【超声心动图表现】

■ 胸骨旁左室长轴切面：左心扩大，左室壁运动减低，左心室后壁处见少量液性暗区；CDFI 显示收缩期二尖瓣见少量反流信号，舒张期主动脉瓣左室流出道见中量反流信号（图1-15-1）。M型超声显示左心房前后径为48 mm，左室舒张末内径为82 mm，收缩末内径为69 mm，EF 33%，FS 16%。

- 大动脉短轴：右冠状动脉起始处内径明显增宽，内径为13 mm。CDFI显示舒张期血流信号（图1-15-2）。探头向右侧偏移，于主动脉右侧见明显扩张的右冠状动脉。

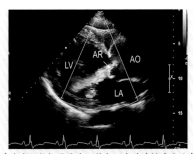

胸骨旁左室短轴切面见左心扩大，主动脉瓣反流（中量）

图1-15-1　左心扩大，主动脉瓣反流

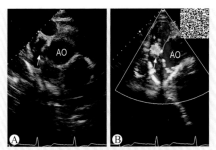

A.大动脉短轴切面见右冠状动脉起始处内径明显增宽（箭头）；B.CDFI显示血流由主动脉进入右冠状动脉（箭头）

图1-15-2　右冠状动脉增宽（动态）

- 左室短轴切面：基底段见左心室明显扩大，室壁运动减低；乳头肌水平左室心肌交织呈海绵状"小梁样"结构（图1-15-3）；心尖水平左室心肌海绵状"小梁样"结构收缩期非致密化心肌厚约为16 mm，致密化心肌厚约8 mm，两者比值约为2∶1；CDFI于小梁间可探及低速血流信号（图1-15-4）。

- 心尖四心腔切面：左心室扩大，室壁运动减低；左心室侧壁及心尖部心肌处交织呈海绵状"小梁样"结构；右心房外侧探及"动脉瘤样"结构，大小为 68 mm×53 mm；CDFI 显示收缩期二、三尖瓣房侧见少量反流信号，二尖瓣后叶瓣环处见舒张期血流信号进入左心室（图 1-15-5）。探头向后下方偏移显示后房室沟，见右侧"瘤样"扩张的血管延续为管道状结构，迂曲增宽，沿房室沟向左侧走行；CDFI 可见其内速度较快的血流信号，于左侧房室沟的中部汇入左心室（图 1-15-6）。

- 心尖两心腔切面：左室心肌交织呈海绵状"小梁样"结构；左室下壁近房室环处见一圆形的血管与左心室相沟通；CDFI 见血流由下壁近房室环处见圆形的血管注入左心室（图 1-15-7）。

- 心尖三心腔切面：左室心肌交织呈海绵状"小梁样"结构，CDFI 显示小梁间可探及低速血流信号，主动脉瓣及二尖瓣见中量反流信号，二尖瓣后叶瓣环处舒张期见高速血流信号进入左心室（图 1-15-8）。

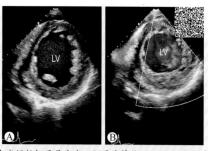

A. 乳头肌水平左室短轴切面见左室心肌呈海绵状；B.CDFI 于小梁间可探及低速血流信号

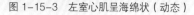

图 1-15-3　左室心肌呈海绵状（动态）

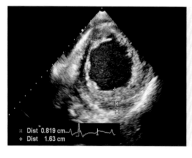

心尖水平左室短轴切面测左室壁收缩期非致密化心肌厚约为 16 mm，致密化心肌厚约为 8 mm，非致密化心肌：致密化心肌为 2∶1

图 1-15-4
左室心肌呈海绵状

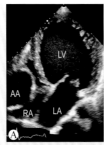
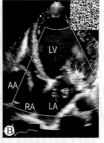

A.心尖四心腔切面见左室侧壁及心尖部心肌呈海绵状"小梁样"结构，右心房外侧右冠状动脉"瘤样"扩张（AA）；B.CDFI于右心房外侧探及"动脉瘤样"结构，二尖瓣后叶瓣环处见舒张期血流信号进入左心室（箭头）

图1-15-5 右冠状动脉"瘤样"扩张（动态）

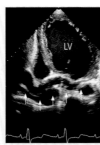
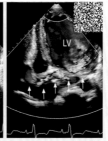

非标准心尖四心腔切面显示动脉"瘤样"结构沿房室沟延续为管道状结构（箭头）

图1-15-6 动脉"瘤样"结构走行（动态）

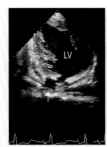
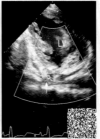

心尖两心腔切面CDFI见血流通过瘘口注入左心室（箭头），左室心肌交织呈海绵状"小梁样"结构

图1-15-7 冠状动脉瘘瘘口位于左心室（动态）

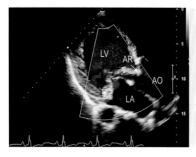

心尖三心腔切面显示左室心肌交织呈海绵状"小梁样"结构（箭头）

图 1-15-8
左室心肌呈海绵状

【超声心动图提示】

先天性心脏病

右冠状动脉 – 左室瘘

右冠状动脉瘤形成

左室心肌致密化不全

主动脉瓣反流（中度）

二尖瓣反流（轻度）

三尖瓣反流（轻度）

左心功能减低

【诊断要点】

- 冠状动脉瘘及冠状动脉瘤形成：①右冠状动脉明显增宽，局部呈"瘤样"扩张；②右冠状动脉迂曲增宽，沿后房室沟走行；③瘘口位于左心室下壁房室环处。
- 心肌致密化不全：左心增大，室壁运动减低，心功能减低；左室心肌交织呈海绵状的"小梁样"结构，非致密化心肌与致密化心肌厚度比值约为 2：1；小梁间可探及低速血流。

【影像学检查】

- 冠状动脉 CTA：右冠状动脉"瘤样"扩张，管径最宽处约为 67 mm，并与左室相通，瘘口大小约为 16 mm×12 mm，管壁可见条状钙化（图 1-15-9）。诊断为"右冠状动脉 – 左室瘘"。另外，在 CTA 重建的 CPR 及 MPR 模式下，均可见左室明显的非致密不全表现。
- 心脏 CT 与超声心动图的比较：二者表现一致（图 1-15-10）。

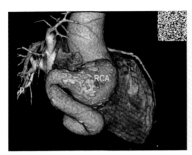

右冠状动脉明显扩张，近段呈"瘤样"改变

图 1-15-9
冠状动脉 CTA 图像（动态）

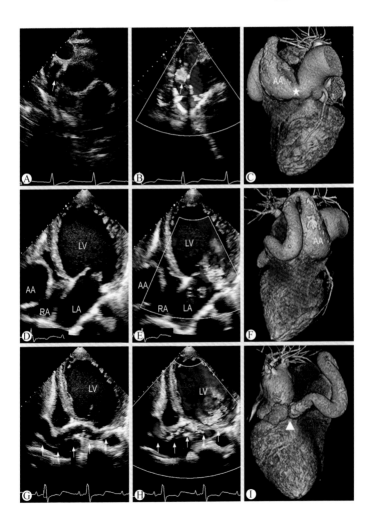

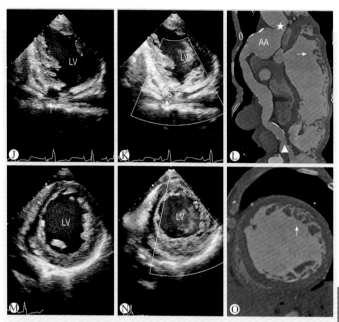

超声二维（左）、彩色（中）与CTA（右）的比较。A～C.右冠状动脉增宽；
D～F.右房外侧形成冠状动脉瘤（AA）；G～I.增宽的冠状动脉沿右房室沟
左行；J～L.瘘口在左室下壁近房室环处；M～O.左室心肌致密化不全。三
角：瘘口；星号：瘘管

图1-15-10　右冠状动脉-左室瘘

【分析讨论】

■ 冠状动脉瘘：是冠状动脉和其他任意心脏4个腔室结构或大的
管道结构（如上腔静脉、肺动脉、肺静脉或冠状窦）的异常
连通。冠状动脉瘘的发生率是0.002%，心脏畸形中发病率是
0.4%。大多数冠状动脉瘘伴左向右分流，其临床表现取决于分
流量的大小及其对血流动力学的影响。冠状动脉瘘对血流动力
学的影响由多种因素决定。瘘入右心者，血流动力学上属左向
右分流（收缩期和舒张期均有），PW测连续性收缩-舒张频谱。
右心负荷增加，肺血流量增多，长期分流导致肺动脉高压。瘘
入左心者，不产生左向右分流，无肺血增多征象。瘘入左心房

者，收缩期和舒张期均分流入左心房；瘘入左心室者，PW 测舒张期湍流频谱，在血流动力学上相当于主动脉瓣反流。

- 冠状动脉 – 左室瘘容易导致左心室容量超负荷，最终导致充血性心力衰竭，典型临床表现除劳力性呼吸困难、乏力等以外，更多类似于主动脉瓣反流的征象。也有相当部分患者由于舒张期主动脉腔内高压血流经过扩张瘘管向心室腔而产生冠状动脉 "窃血" 现象，导致缺血性胸痛发作被误诊为冠心病。因此该患者多次在其当地医院以冠心病治疗，只能达到暂时有效而不能保证长期效果。想要根除本病，最有效的治疗方式就是外科治疗。

- 心肌致密化不全是一种罕见的、具有临床特色的、非单一遗传背景的先天性疾病。流行病学发病率超声心动图检查成年人 < 0.14%。胚胎发育 4 ～ 6 周时，心室肌逐渐致密化，致密化过程是从心外膜向心内膜，从基底部向心尖部。一方面，心肌形态结构发生改变，导致了心肌供血的失常，直接影响到心肌的收缩功能；另一方面，粗大的肌小梁也可造成室壁松弛性障碍，僵硬度增加，这又影响到心肌的舒张功能。致密化不全的心肌持续存在，累及心室，使该患者存在 3 种主要心脏危险：未致密化心室功能减低，室性心律失常，心内膜血栓伴体循环栓塞。这在该患者内科治疗心力衰竭，心功能恢复之后的预防治疗中应尤其受到关注。

【经验体会】

- 应用二维超声心动图结合 CDFI 可发现冠状动脉瘘的起源，显示扩张的冠状动脉，并追踪冠状动脉的走向及瘘口。

- 心肌致密化不全超声心动图表现为受累节段均可见丰富肌小梁回声及深陷其间的隐窝，CDFI 显示隐窝内可见与心腔相通的低速血流信号。

- 冠状动脉瘘与心肌致密化不全在胚胎发育时产生的机制是相同的，均为心肌的窦状间隙未闭合所致。

- 本病例心肌致密化不全也可能是因为冠状动脉瘘导致心肌缺血，心内膜下心肌窦状间隙再开放，使血液由心腔直接灌注心肌，以缓解心肌缺血。

【附录】

本病例已发表：JIANG B，YANG Y，LI F，et al. Giant aneurysm of right coronary artery fistula into left ventricle coexisting with noncompaction of left ventricular myocardium.Ann Thorac Surg，2014，98(4)：e85-e86. https://doi.org/10.1016/j.athoracsur.2014.06.114.

病例 16

右冠状动脉-右室瘘：合并冠状动脉狭窄和血管瘤及右冠状动脉全程的超声显示

【病史、体征及相关检查】

病史：患者男性，42 岁。常规体检。
体征：无异常。

【超声心动图表现】

- 左室长轴切面：右冠状动脉明显增宽，内径约为 15 mm（图 1-16-1）。
- 心底短轴切面：左、右冠状动脉起源正常，左冠状动脉起自左冠窦，内径正常约为 4.9 mm；右冠状动脉起自右冠窦，且明显增宽，内径为 15 mm（图 1-16-2）。在此切面基础上探头向右下方倾斜和旋转，追寻扩张的右冠状动脉，显示右冠状动脉先向右走行，在右心房外侧转向后下方（图 1-16-3）。
- 心尖四心腔切面：未发现异常。
- 非标准心尖四心腔切面：在心尖四心腔切面基础上探头向右侧下偏转，于右心房后房室沟处见右冠状动脉远端明显扩张，至十字交叉处向下血管内径明显变窄，内径约为 3.0 mm（图 1-16-4）；CDFI 显示狭窄处血流速度明显加快（图 1-16-5），CW 探测狭窄处血流峰值速度为 450 cm/s（图 1-16-6）。狭窄后血管呈"瘤样"扩张，内径为 23 mm×30 mm，开口于右心室，瘘口内径约为 4.2 mm（图 1-16-7）；CDFI 显示瘘口处高速血流信号（图 1-16-8），CW 探测狭窄处血流峰值速度为 490 cm/s（图 1-16-9）。

【超声心动图提示】

先天性心脏病
右冠状动脉扩张
右冠状动脉狭窄
右冠状动脉瘤-右室瘘

【诊断要点】

- 右冠状动脉扩张：右冠状动脉自起始处增宽，一直延续到右冠状动脉远端，然后呈"瘤样"扩张，开口于右心室。
- 冠状动脉狭窄：右冠状动脉沿后房室沟至十字交叉处沿室间沟右下行走，移行至后降支处陡然变窄，长约 8 mm，内径 3 mm；血流明显增快。
- 冠状动脉瘤：右冠状动脉远端呈"瘤样"扩张，内径达 23 mm×30 mm，并开口于右心室，呈双期血流。

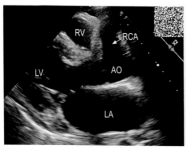

左室长轴切面显示自起始处扩张的右冠状动脉（RCA）

图 1-16-1
右冠状动脉扩张（动态）

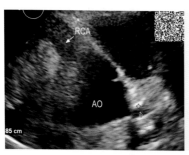

心底短轴切面显示正常的左冠状动脉和扩张的右冠状动脉（RCA）

图 1-16-2
右冠状动脉扩张（动态）

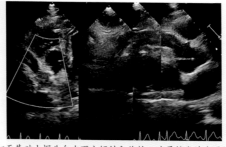

在心底短轴切面基础上探头向右下方倾斜和旋转，追寻扩张的右冠状动脉，显示右冠状动脉先向右走行，在右房外侧转向后下方（红箭头）

图 1-16-3 右冠状动脉行程拼接图

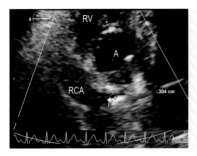

在心尖四心腔切面基础上探头向右侧下偏转，显示非标准心尖四心腔切面，于右房后房室沟处见右冠状动脉远端明显扩张，至十字交叉处向下血管内径明显变窄（箭头），内径约为 3.0 mm；狭窄后血管呈"瘤样"扩张（A），内径为 23 mm×30 mm

图 1-16-4

右冠状动脉远端狭窄

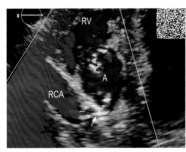

CDFI 显示狭窄处血流增快（箭头）

图 1-16-5

右冠状动脉远端狭窄处血流（动态）

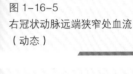

CW 探测狭窄处血流峰值速度为 450 cm/s

图 1-16-6

右冠状动脉远端狭窄处血流频谱

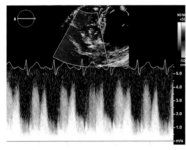

狭窄后血管呈"瘤样"扩张（A），内径为 23 mm×30 mm，开口于右心室，瘘口内径约为 4.2 mm（箭头）

图 1-16-7

冠状动脉瘤瘘口

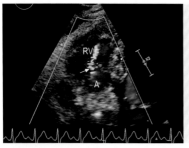

CDFI 显示瘘口处高速血流信号
（箭头）

图 1-16-8
冠状动脉瘘口处血流

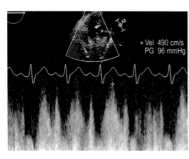

CW 探测狭窄处血流峰值速度为
490 cm/s

图 1-16-9
冠状动脉瘘口处血流频谱

【鉴别诊断】

- 川崎病：是婴幼儿期最常见的血管炎性疾病，主要累及中小动脉，冠状动脉病变最为突出，表现为冠状动脉扩张、冠状动脉瘤，伴有管壁增厚、"串珠样"扩张及瘤内血栓。

- 室间隔膜部"瘤样"缺损：室间隔膜部"瘤样"缺损是一种很少见的先天性心脏疾病，约占室间隔缺损的 20%，由于膜部间隔移位或与三尖瓣粘连囊袋状膨出。

【分析讨论与经验体会】

- 冠状动脉瘘：是一种极少见的心血管畸形，其发病率约占整个先天性心脏病的 0.26%，患者多数无任何症状，少数患者可发生冠状动脉"瘤样"扩张及破裂或在较大的冠状动脉内左向右分流时，出现心肌缺血或充血性心力衰竭。

- 超声心动图的价值：超声心动图作为一种无创、快速、可重复检查的方法已被用于诊断冠状动脉瘘。二维超声可明确左、右冠状动脉的起源，测量近端冠状动脉的内径，观察是否存在扩张，彩色多普勒超声可协助判断血流及血流方向，频谱多普勒及 CW 可测定血流速度，判断狭窄及分流严重程度。

- 不足之处：目前，普遍认为冠状动脉 CTA 及经皮冠状动脉造影检查是冠状动脉疾病诊断的"金标准"，能全程、直观观察到冠状动脉病变。本例患者因惧怕注射造影剂，拒绝冠状动脉 CTA 检查，但是经过拼接其超声图像多个切面图像，能基本还原右冠状动脉走行。

病例 17

右冠状动脉－右室瘘：巨大右冠状动脉瘤及超声心动图在诊疗决策中的作用

【病史、体征及相关检查】

病史：患者男性，28 岁。发作性心悸、气短 2 年余，加重 3 天。2 年前每于劳累或饮酒后出现心悸、气短，最长持续约 1 小时。发作时伴大汗，无发热、寒战，无恶心、呕吐，无肩背部放射痛，无咽部紧缩感等特殊不适。2 年期间不规律发作共计 7 次，未予诊治。3 天前患者上呼吸道感染后感心悸、气短等不适略加重，伴咳嗽、咳痰。家属诉患者"出生时诊断为先天性心脏病"（具体不详）；否认高血压、糖尿病、冠心病病史。吸烟 10 年，20 支／日，偶尔饮少量酒，否认疫区居住史，父母健在，否认家族遗传病史。

体征：体温 36.6 ℃，脉搏 73 次／分，呼吸 19 次／分，血压 150／80 mmHg，神清、精神差，无颈静脉怒张，双肺呼吸音清，未闻及干、湿啰音。心界向左侧扩大，心率 73 次／分，心律齐，未闻及期前收缩；胸骨左缘第三肋间可闻及收缩期及舒张期 3/6 级吹风样杂音向肩背部传导，以收缩期为主；胸骨右缘第四至第五肋间听诊区闻及收缩、舒张期 3/6 级"吹风样"杂音向肩背部传导，以舒张期为主。腹软，无压痛、反跳痛及肌紧张，肝、脾肋下未触及。周围血管可扪及水冲脉。

心电图：窦性心律，左心室高电压，P 波异常，ST-T 异常。

胸部 X 线片：心影增大。

实验室检查：血常规、尿常规、便常规、凝血功能未见明显异常；生化检查：甘油三酯升高（2.14 mmol/L），肌酸激酶、电解质、血糖均正常。

胸部 CT 平扫：左肺下叶纤维索条影；心影增大，心包积液；双侧胸腔积液，前纵隔少量积气。

【超声心动图表现】

■ 左室长轴切面：左房扩大（前后径为 46 mm），左室明显扩大（左心室舒张期末径为 76 mm，收缩期末径为 49 mm）；主动脉窦呈"瘤样"扩张（56 mm），升主动脉明显增宽（42 mm）。

- 心底短轴切面：主动脉窦呈"瘤样"扩张。右冠状动脉呈"瘤样"扩张，内径33 mm，起源于右冠窦（图1-17-1）；CDFI显示主动脉血流进入右冠状动脉，速度增快（图1-17-2）；向右前方转动探头显示明显扩张的右冠状动脉向右走行，肺动脉增宽（31 mm）。
- 非标准左室短轴切面：左、右心室扩大；CDFI于右心室后内侧见紊乱的血流信号进入右心室（图1-17-3）。
- 四心腔切面：左心及右心室扩大；右心房外侧紧邻右心房室交界区"瘤样"扩张的右冠状动脉，内径为33 mm×24 mm（图1-17-4）。测量左心室收缩功能正常（LVEF 63%）。三尖瓣见轻度反流信号，估测肺动脉压约为47 mmHg。向右下方转动探头，见扩张的右冠状动脉于右房室交界区迂曲走行进入右心室，瘘口内径约为8 mm（图1-17-5）；CDFI显示右冠状动脉内高速血流信号（图1-17-6）。CW于瘘口处探及连续性高速血流信号，舒张期流速为4.0 m/s（图1-17-7）。

【超声心动图提示】

先天性心脏病
右冠状动脉 – 右室瘘
右冠状动脉瘤形成
主动脉增宽
左心扩大
主动脉瓣、二尖瓣及三尖瓣轻度反流
肺动脉高压（轻度）

【诊断要点】

- 右冠状动脉扩张：右冠状动脉呈"瘤样"明显扩张。
- 右冠状动脉走行：右冠状动脉扩张迂曲，沿右房室沟向左走行。
- 瘘口高速血流信号：瘘口位于右心室内房室沟内侧，血流为连续性高速血流信号。

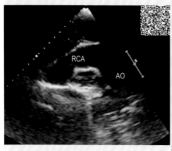

心底短轴切面见右冠状动脉呈"瘤样"扩张，内径 33 mm

图 1-17-1　右冠状动脉瘤（动态）

心底短轴切面 CDFI 于"瘤样"扩张的右冠状动脉内见彩色血流信号（箭头）

图 1-17-2　右冠状动脉瘤（动态）

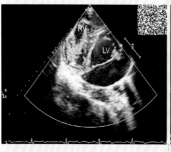

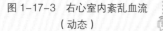

非标准左室短轴切面见左、右心室扩大；CDFI 于右心室后内侧见紊乱的血流信号进入右心室（箭头）

图 1-17-3　右心室内紊乱血流（动态）

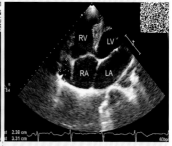

四心腔切面于右房外侧紧邻右心房室交界区"瘤样"扩张的右冠状动脉，内径大小 33 mm×24 mm（箭头）

图 1-17-4　右冠状动脉扩张（动态）

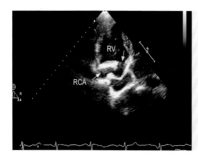

在四心腔切面基础上向右下方转动探头，见扩张的右冠状动脉（白箭头）于右房室交界区迂曲走行进入右心室，瘘口内径约为 8 mm（黄箭头）

图 1-17-5
迂曲扩张的右冠状动脉及瘘口

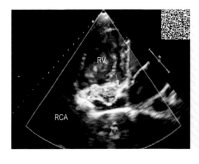

CDFI 显示右冠状动脉内（白箭头）和瘘口处（黄箭头）高速血流信号

图 1-17-6
迂曲扩张的右冠状动脉及瘘口处血流（动态）

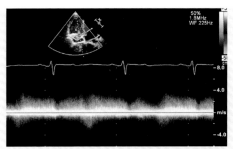

CW 于瘘口处探及连续性高速血流信号，舒张期流速为 4.0 m/s

图 1-17-7　右冠状动脉瘘口处血流

【冠状动脉造影】

- 左冠状动脉造影：左主干粗大，未见狭窄；前降支近中远段未见狭窄（图 1-17-8）；左回旋支中等，近中远段未见狭窄（图 1-17-9）。
- 右冠状动脉造影：右冠状动脉自开口至远段极度扩张，显影欠佳（图 1-17-10）。
- 非选择性冠状动脉造影：巨大右冠状动脉（图 1-17-11）。
- 左心室造影：轻度主动脉瓣反流，右冠状动脉显影且全程极度扩张，右心室延迟显影，左心室压为 94/8 mmHg，左心室流出道压力为 90/17 mmHg，右心室明显扩大。
- 提示：右冠状动脉"瘤样"扩张，右冠状动脉 – 右心室瘘。

【冠状动脉 CT】

- 左冠状动脉未见异常：右冠状动脉弥漫性扩张，起源于右冠窦

（图 1-17-12A）；迂曲向右走行，沿右房室沟走行至后纵沟，开口于右心室（图 1-17-12B，图 1-17-13）。

- 提示：右冠状动脉"瘤样"扩张，右冠状动脉 - 右心室瘘。

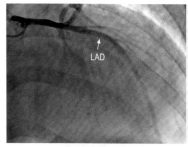

正头位示左冠状动脉主干和前降支（LAD）显影正常，未见狭窄与扩张

图 1-17-8
左冠状动脉未见异常

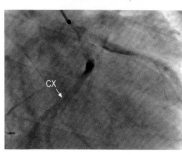

正足位提示回旋支（CX）显影正常，未见狭窄与扩张

图 1-17-9
回旋支未见异常

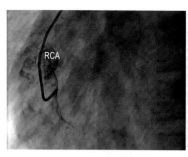

正头位提示巨大右冠状动脉瘤，显影不清

图 1-17-10
巨大右冠状动脉瘤

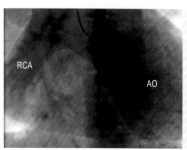

非选择性冠状动脉造影显示巨大右冠状动脉瘤，右冠状动脉向右后方走行

图 1-17-11
巨大右冠状动脉瘤及右冠状动脉走行

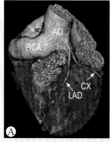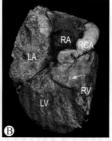

A. 三维容积重建图像显示巨大右冠动脉起源于右冠窦，右冠状动脉呈"瘤样"扩张；B. 三维容积重建图像显示右冠状动脉迂曲向右走行，沿右房室沟走行至后纵沟，开口于右心室（黄箭头）

图 1-17-12　"瘤样"扩张的右冠状动脉的走行及瘘口

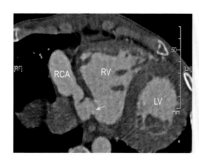

二维轴位图像进一步显示右冠状动脉迂曲向右走行，开口于右心室（黄箭头）

图 1-17-13
"瘤样"扩张的右冠状动脉的走行及瘘口

【手术结果】

- 术中探查：主动脉内径为 4.2 cm，肺动脉内径为 3.1 cm，主动脉窦部内径为 5.5 cm；右冠状动脉明显增宽（最宽处内径为 3 cm），瘘入右心室；卵圆孔未闭，大小约为 0.4 cm。行右冠状动脉 – 右心室瘘修补术 + 主动脉窦部成形术 + 卵圆孔未闭缝闭术。
- 手术结果：右冠状动脉 – 右心室瘘口，卵圆孔未闭。

【术后随访】

- 超声心动图检查（术后 10 天复查）：右冠状动脉 – 右心室瘘修补术后右心室心腔内未见异常血流信号；轻度三尖瓣、主动脉瓣反流；少量心包积液；左室收缩功能正常（LVEF 60%）。

【分析讨论】

■ 冠状动脉瘤和冠状动脉瘘的临床特征见表1-17-1。

表1-17-1 冠状动脉瘤和冠状动脉瘘

疾病名称	定义	发病机制	其他	本病例
冠状动脉瘤	指局部冠状动脉管腔扩张,内径超过毗邻段动脉内径50%以上,"巨大冠状动脉瘤"通常指冠状动脉内径为20～50 mm	尚未完全阐明,可能与动脉粥样硬化、川崎病、创伤(包括支架植入、血管成形术)、感染、先天性血管畸形、结缔组织疾病和自身免疫病等有关	经冠状动脉造影证实的冠状动脉瘤发生率为1.2%～4.9%,巨大冠状动脉瘤更少见,约为0.02%,最易累及的血管是右冠状动脉	该患者右冠状动脉"瘤样"扩张,内径≥30 mm,符合"巨大冠状动脉瘤"的诊断标准
冠状动脉瘘	指左、右冠状动脉与心脏或大血管(动静脉)之间存在的异常交通,是一种少见的心血管畸形	先天性:因胎儿心血管系统发育过程中心肌窦状间隙未退化导致其持续存在;也有认为其源于冠状动脉远端分支血管网发育异常 后天性:冠状动脉粥样硬化;大动脉炎;手术创伤等	冠状动脉瘘通常为先天性的,也可以是后天获得性的	该患者被询问病史后,否认手术、创伤、感染等疾病史,考虑先天性冠状动脉瘘可能性大

■ 患者为青年男性,为何劳累、饮酒后心悸、气短呈逐渐加重?

冠状动脉瘘以右冠状动脉瘘多见,大部分瘘口进入右心系统。瘘口数量:单个瘘口约占85%,多个瘘口较为少见。漏入部位:发生率的高低依次为右心室(40%)、右心房(25%)、肺动脉(17%)、冠状静脉窦(7%),少见瘘入左心房、左心室、上腔静脉、肺静脉等。瘘口形状:有时呈梭形扩张,或呈囊状动脉瘤。

● 临床表现:可表现为气促、心悸,典型表现为心绞痛、心肌梗死和心搏骤停等,甚至可致慢性心力衰竭、心脏压塞。

● 注意的问题:患者临床症状出现的时间、严重程度与分流量大小、瘘口异常交通部位,以及是否伴发其他先天性心血管畸形等。约半数冠状动脉瘘患者在幼年时可无任何症状,随着患者年龄增长、瘘口增大、分流量增多、冠状动脉舒张期灌注压进行性减小,运动或锻炼时由于心脏需氧量增使得局部心肌缺血表现更为明显,即可发生冠状动脉"窃血"现象。本例患者因合并巨大右冠状动脉瘤,舒张期血液淤积在冠状动脉瘤内，远端冠状动脉供血更显不足，导致心肌缺血的症状进一步加重。

■ 本例患者的最佳诊断流程和治疗决策（图 1-17-14）。

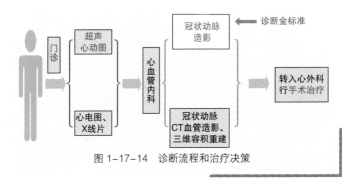

图 1-17-14 诊断流程和治疗决策

● 提示信息：超声心动图诊断结果为针对性进行冠状动脉造影和冠状动脉 CT 重建提供了重要的参考依据！

■ 超声心动图在诊疗决策中扮演的角色

● 冠状动脉瘘：①常规心电图、胸部 X 线片：多无特征性表现；②无创性检查：常规超声心动图、冠状动脉 CTA 及三维容积重建、磁共振（magnetic resonance imaging，MRI）等检查可以确诊；③有创性检查：冠状动脉造影有助于明确冠状动脉内径、分支、走行、结构变异、瘘入腔室等情况。冠状动脉瘘容易继发慢性心力衰竭、细菌性心内膜炎、心肌梗死、剧烈运动过程中猝死等严重临床后果，早期诊断、早期手术治疗对患者的预后至关重要！

● 本例患者：①门诊首次及住院后超声心动图诊断均证实"巨大右冠状动脉瘤，右冠状动脉 – 右心室瘘"。根据超声心动图检查结果，针对性地给予冠状动脉造影、冠状动脉 CTA 和三维容积重建。这三种检查主要诊断结果具有高度一致性；②合并冠状动脉瘤，因瘤体巨大，压迫心肌、远侧冠状动脉，致心肌缺血，心脏进行性扩大。超声心动图其他主要阳性改变：左心房、左心室明显增大，右心室增大，二尖瓣、三尖瓣、主动脉瓣反流，肺动脉高压等，这与患者的临床症状息息相关；③冠状动脉"瘤样"扩张存在较高血栓形成的风险，血栓脱落可导致冠状动脉栓塞、心肌梗死等恶性并发症。超声心动图在第一时间及时、准确发现了患者这些心血管异常病变，为临床提供极其重要的诊断信息，指导临床治疗决策，有利于对患者进行及时救治。

- 冠状动脉瘘的外科治疗：①介入干预治疗；②外科手术治疗：超声心动图检查不仅明确患者存在巨大右冠状动脉瘤、右冠状动脉瘤–右心室瘘，同时确诊合并主动脉窦部瘤；而冠状动脉造影、冠状动脉 CT 三维重建并未对主动脉窦瘤做出诊断；临床考虑存在主动脉窦瘤破裂的潜在风险，确定行开胸手术综合治疗。本例患者应该选择何种治疗？

■ 术中见卵圆孔未闭约 0.4 cm，为何术前经胸超声心动图出现漏诊？

- 经胸超声心动图：对缺损超过 5 mm 的房间隔缺损或卵圆孔未闭有确诊价值，但因仪器分辨率、房间隔位于声束远场、青年男性腹肌较硬等影响因素的干扰，使房间隔小的回声失落（5 mm 以下）显示不清，容易被漏诊。

- 经食管超声心动图：对 5 mm 以下小房间隔缺损或卵圆孔未闭的敏感性和特异性显著高于经胸超声心动图，可疑患者可进一步考虑经食管超声心动图进行排查。

■ 经验体会：超声医师在诊断冠状动脉瘘时需要注意以下问题。①应通过二维超声、彩色多普勒超声、超声心动图多种模态相结合，多切面、探头角度微调等措施来观察冠状动脉瘘的起源、走行、瘘口大小及位置；②部分病例也可首先由彩色多普勒超声发现心腔或大血管内存在异常血流信号，然后再通过二维超声切面仔细追踪该异常血流走行、起源等，做到有序观察，不遗漏蛛丝马迹；③临床思维很重要！检查者需要具备高超的探查手法和丰富的工作经验，同时必须紧密结合患者临床症状、体征，亲自听诊非常重要！这样能够了解心脏杂音变化情况，及时、准确、慎重地做出诊断，为临床进一步检查和治疗提供重要参考依据。

病例 18

冠状动脉 – 肺动脉瘘：漏诊原因分析及与肺动脉瓣反流的鉴别

【病史、体征及相关检查】

病史：患者女性，64 岁。间断胸闷、胸痛 6 年，加重 2 周入院。既往有冠状动脉粥样硬化、高血压病、高脂血症、高尿酸症、纵隔肿物、肾上腺腺瘤、胃肠息肉。

体征：心率 58 次 / 分；心律齐，各瓣膜听诊区未闻及明显杂音。

相关检查：心电图显示窦性心律，正常心电图；实验室检查显示心肌酶正常。

【超声心动图表现】

- 左室长轴切面：各房室大小正常，室壁厚度及运动正常。各瓣膜形态活动正常，未见反流（图 1-18-1）。
- 心底短轴切面：左冠状动脉起源于左冠窦，左主干轻度增宽，内径宽约为 7 mm（图 1-18-2）。右冠窦可见正常冠状动脉发出。CDFI 显示肺动脉瓣口可见舒张期红色血流信号反流入右室流出道（图 1-18-3）。另外，于肺动脉前外壁外侧缘见细小的红色血流信号流入肺动脉内（图 1-18-4），转动探头可同时显示两束血流信号（图 1-18-5），局部放大后血流束宽约为 5 mm（图 1-18-6），PW 探及该血流为舒张期频谱（图 1-18-7）。
- 心尖切面：四心腔切面、三心腔切面及两心腔切面显示各心腔大小正常；CDFI 显示收缩期二尖瓣、三尖瓣未见异常血流信号（图 1-18-8）。

【超声心动图提示】

肺动脉内异常血流信号

左冠状动脉 – 肺动脉瘘可能

【诊断要点】

- 左冠状动脉稍宽：左冠状动脉正常起源于左冠窦，起始段内径增宽。
- 肺动脉内舒张期血流信号：CDFI 显示肺动脉内探及舒张期血流信号，频谱多普勒显示其血流为舒张期湍流。

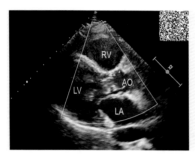

左室长轴切面显示各房室大小正常，室壁厚度及运动正常

图 1-18-1
心脏大小基本正常（动态）

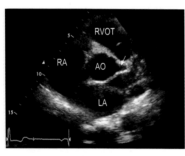

心底短轴切面见左冠状动脉起源于左冠窦，左主干内径增宽（箭头）

图 1-18-2
左冠状动脉稍增宽

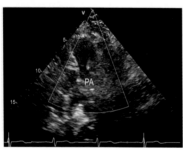

心底短轴切面于肺动脉瓣口见舒张期红色血流信号反流入右室流出道

图 1-18-3
肺动脉瓣反流

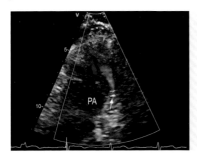

心底短轴切面 CDFI 于肺动脉前外壁外侧缘见细小的红色血流信号流入肺动脉内（箭头）

图 1-18-4
肺动脉内另一束血流

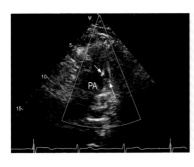

心底短轴切面 CDFI 同时显示两束血流信号，一束为肺动脉瓣反流信号（短箭头），另一束为肺动脉内出现的血流信号（长箭头）

图 1-18-5
肺动脉两束血流

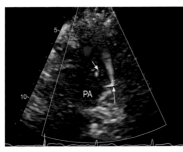

局部放大后血流束宽约 5 mm

图 1-18-6
肺动脉两束血流

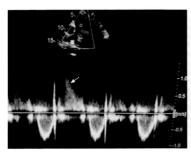

PW 探及该血流为舒张期频谱（箭头）

图 1-18-7
肺动脉内血流频谱

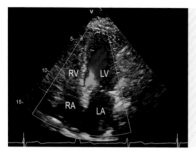

心尖四心腔切面显示心腔大小正常，CDFI 未见异常血流信号

图 1-18-8
心腔大小及血流正常

【其他影像及诊治经过】

- 冠状动脉 CT 成像提示：冠状动脉硬化改变，前降支中远段肌桥形成。
- 冠状动脉造影：冠状动脉无明显狭窄。
- 专家会诊：部分专家认为无冠状动脉瘘。部分专家认为左冠状动脉造影可见一细小血管向左迂曲走行，可能为冠状动脉细小瘘管；瘘入部位显示不清（图 1-18-9）。

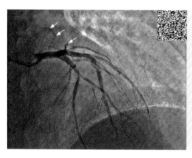

左冠状动脉可见一细小血管向左迂曲走行（箭头），可能为冠状动脉细小瘘管

图 1-18-9
左冠状动脉造影（动态）

【鉴别诊断】

- 肺动脉瓣反流
  - 反流及瘘口位置不同：肺动脉反流的血流信号在肺动脉瓣口逆向流入右室流出道；冠状动脉 - 肺动脉瘘的反流瘘口在肺动脉内壁。
  - 易混淆相同点：二者均为舒张期红色血流信号。
- 左冠状动脉异常起源于肺动脉：①左冠窦未找到左冠状动脉，左冠状动脉增宽，异常起源于肺动脉，血流由左冠状动脉流入肺动脉；②左前降支增宽；③心肌内侧支循环血流信号丰富，血流方向由左前降支供血区域经侧支循环进入左冠状动脉供血区域。

【分析讨论】

- 冠状动脉 – 肺动脉瘘：为先天性心脏疾病，是由于胚胎时期心肌中血管窦状间隙发育障碍，导致的正常起源的左、右冠状动脉及其分支与肺动脉间出现异常交通。

- 冠状动脉 – 肺动脉瘘可能导致心肌缺血：由于异常交通存在，远端的冠状动脉血流减少，可以造成冠状动脉"窃血"现象，使心肌血流灌注减少，从而造成心肌缺血；细小的冠状动脉 – 肺动脉瘘因分流少，临床症状不明显。部分患者到成年后因出现心肌缺血相关症状就诊，经冠状动脉造影才发现是冠状动脉瘘。

- 并发症：冠状动脉瘘可发生相关并发症，如感染性心内膜炎；增宽的冠状动脉形成冠状动脉瘤，形成血栓，血栓造成远端冠状动脉的栓塞；心腔增大者长期可形成心力衰竭等。

- 超声心动图的价值：超声心动图发现及鉴别冠状动脉瘘，对于减轻冠状动脉缺血，阻止心力衰竭的发生，减少冠状动脉的栓塞形成具有很高临床价值。所以，鉴别肺动脉瓣反流，提高冠状动脉 – 肺动脉瘘检出率及诊断符合率，是超声心动图诊断工作中需要鉴别和关注的。理论上冠状动脉 – 肺动脉瘘超声心动图诊断的主要依据为：①左冠状动脉增宽，正常起源于左前降支窦，瘘口位于肺动脉，瘘口处高速舒张期湍流由左冠状动脉流入肺动脉；②左前降支内的血流走向正常，主动脉可以扩张或房室腔扩张，瓣膜关闭不全，左冠状动脉内径正常或增宽；③心肌内无侧支循环血流信号。

- 冠状动脉 – 肺动脉瘘与肺动脉瓣反流的鉴别：①肺动脉瓣反流及冠状动脉瘘口位置不同：肺动脉反流起源于肺动脉瓣口，红色逆向血流信号反流回右室流出道，不在主肺动脉内壁，冠状动脉 – 肺动脉瘘超声心动图显示主肺动脉内壁可见高速舒张期红色逆向血流信号，瘘口在肺动脉内壁，不在肺动脉瓣口；②冠状动脉主干及分支是否增宽：如增宽，首先要探查排除冠状动脉 – 肺动脉瘘和其他冠状动脉疾病，而在不合并冠状动脉疾病情况下，单纯肺动脉瓣反流，冠状动脉及其分支内径正常，不增宽；③相同点：二者均为舒张期红色血流信号。

- 冠状动脉 – 肺动脉瘘漏诊原因分析：超声心动图诊断冠状动脉

瘘有很好的临床价值，但可能会误判为肺动脉反流。当冠状动脉－肺动脉瘘的瘘口细小时，易漏诊。本病例此前两次超声心动图均未发现冠状动脉－肺动脉瘘。下面分析讨论冠状动脉－肺动脉瘘的漏诊原因。影响检出率的主要因素：①透声条件差，检查患者吸烟史及胸肺部疾病导致主肺动脉及分支显示不清，清晰显示肺动脉及分支至关重要；②心脏超声仪器增益调节及探头频率的选择不合理；③肺动脉显示不充分，心脏结构是立体的，瘘口可能位于肺动脉的任何部位，而超声所显示的是切面，如切面未显示瘘口则可能漏诊；④与操作者的经验及对冠状动脉瘘的认识及重视程度有明显关系。

- 观察冠状动脉瘘时应遵循的原则：文献报道，观察冠状动脉瘘时应遵循以下原则：①应于安静状态下患者左侧卧位，体位很重要；②最好调低增益和压缩设置以减少伪像，并使用高频探头提高空间分辨率；③可采用胸骨旁大动脉短轴观显示左冠状动脉起于主动脉左窦，顺时针方向旋转探头，略向头侧成角以显示左前降支走行于前室间沟，也可见回旋支起始部，较前略高的胸骨旁短轴显示右冠状动脉，注意圆锥支的大小和走行，若在这一切面观察到左、右冠状动脉发自各自冠状动脉窦，追踪冠状动脉走行至前室间沟，继续观察左前降支及回旋支，直至冠状动脉及分支开口于肺动脉内壁，发现瘘口；④彩色多普勒超声具有重要价值，细小的冠状动脉瘘冠状动脉开口和走行的血管不扩张，二维超声无阳性发现。彩色多普勒超声可以显示走行血管，尤其是瘘口的高速血流信号而进行诊断。

- 经验体会：总之应提高对冠状动脉－肺动脉瘘与肺动脉瓣反流的认识，减少漏诊。对每一例患者均应尽可能显示清晰的肺动脉内壁外侧缘。肺动脉反流时应注意鉴别冠状动脉瘘，及时关注冠状动脉是否增宽及冠状动脉的走向及瘘口，作为常规认识。本病例虽然冠状动脉CT和冠状动脉造影未明确诊断"冠状动脉瘘"，但从超声影像看还是考虑存在"冠状动脉－肺动脉瘘"。

病例 19

冠状动脉 – 右室瘘：新生儿右室内两束异常血流信号的分析

【病史、体征】

病史：患者女性，2 天。出生后呼吸不规则，吐沫半小时，出生后哭声欠连续，1 分钟 Apgar 评分 8 分（呼吸、肌张力各减 1 分），5 分钟 Apgar 评分 10 分。患儿逐渐出现口吐沫，呼吸无明显增快，患儿无鼻扇，无口周发绀，无抽搐，无惊厥，无嗜睡，为进一步诊治以"新生儿湿肺，新生儿感染待查"收入儿科病房。

体征：呼吸不规则，四肢稍有屈曲，生后呼吸不规则，心肺听诊无异常。

【超声心动图表现】

- 左室长轴切面：各房室大小正常，室壁厚度及运动正常，各瓣膜形态活动正常；CDFI 于左房室环外侧可见一束增快的血流信号（图 1-19-1）。
- 心底短轴切面：主动脉、肺动脉内径基本正常，左冠状动脉起源于左冠窦，内径无明显异常（图 1-19-2）；右冠窦可见正常冠状动脉发出，内径基本正常（图 1-19-2）。CDFI 显示肺动脉内可见一束红色血流信号由降主动脉进入肺动脉（图 1-19-3），测量动脉导管血流束的宽度，约为 1 mm（图 1-19-4）；CW 探查动脉导管的血流为连续性的，峰值速度为 318 cm/s（图 1-19-5）。
- 左室短轴切面：二尖瓣水平左室短轴切面二维图像未见异常。CDFI 在左心室后内侧显示一加快的血流束进入右心室，位于三尖瓣瓣环内侧隔瓣根部下方右室面，血流束宽度约为 1 mm（图 1-19-6）；探头稍向左移动，CDFI 在右室后内侧显示另一加快的血流束（图 1-19-7）。
- 心尖切面：四心腔切面二维图像未见异常（图 1-19-8）。CDFI 显示三尖瓣见少量反流信号；房间隔中部见细小的左向右分流信号（图 1-19-9）；CW 探及三尖瓣反流峰值速度为 237 cm/s，压差为 22 mmHg（图 1-19-10）。三心腔切面 CDFI 于左房室环处可见一束增快的血流信号，血流束宽度为 3 mm（图 1-19-11）。两心腔切面 CDFI 于左室下壁后方近房室环处可见一束增快的血流信号（图 1-19-12）。

■ 剑突下右室流入道切面：CDFI 于三尖瓣环处见两束血流信号进入右心室，一束位于左侧；另一束位于右房室沟区三尖瓣瓣环外侧下方右室面（图 1-19-13）；PW 探查瘘口处以舒张期为主的血流频谱，安静状态下血流速度为 144 cm/s（图 1-19-14），哭闹时流速近 200 cm/s（图 1-19-15）。于房间隔处可探及由左心房进入右心房的低速血流信号。

【超声心动图提示】

先天性心脏病

右室内两束异常血流（考虑为左冠状动脉回旋支 – 右室瘘和右冠状动脉 – 右室瘘）

动脉导管左向右分流（未闭合的动脉导管）

心房水平左向右分流（未闭合的卵圆孔）

【诊断要点】

■ 左冠状动脉 – 右室瘘：CDFI 显示左冠状动脉回旋支走行的部位加快的血流束；右室三尖瓣瓣环内侧隔瓣根部下方右室面可见瘘口高速血流信号。

■ 右冠状动脉 – 右室瘘：右房室沟区三尖瓣瓣环外侧下方右室面可见瘘口高速血流信号。

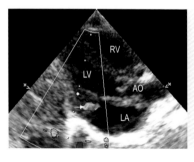

左室长轴切面 CDFI 于左房室环外侧可见一束增快的血流信号（箭头）

图 1-19-1
左房室环外侧增快血流

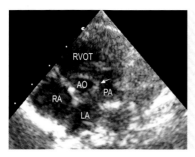

心底短轴切面见左冠状动脉（箭头）起源于左冠窦，内径无明显异常

图 1-19-2

左冠状动脉无明显异常

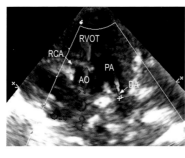

心底短轴切面显示右冠窦可见正常冠状动脉发出（RCA），CDFI于肺动脉内可见一束红色血流信号由降主动脉进入肺动脉（动脉导管，DA）

图 1-19-3

动脉导管血流

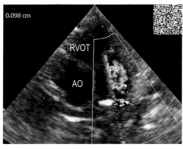

心底短轴切面 CDFI 测量动脉导管血流束的宽度（箭头）

图 1-19-4

动脉导管血流（动态）

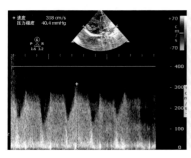

CW 探查动脉导管的血流为连续性频谱

图 1-19-5

动脉导管血流频谱

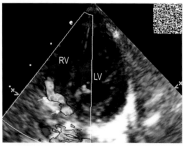

二尖瓣水平左室短轴切面 CDFI 在左心室后内侧显示一加快的血流束进入右心室（箭头）

图 1-19-6
左心室后内侧异常血流（动态）

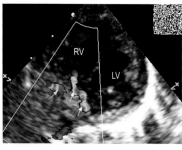

在图 1-19-6 的基础上探头稍向左移动，CDFI 在右心室后内侧显示另一加快的血流束（黄箭头），白箭头：血流束

图 1-19-7
左心室和右心室后内侧两束异常血流（动态）

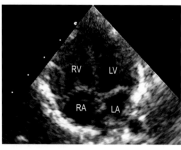

四心腔切面二维图像未见异常

图 1-19-8
心腔大小正常

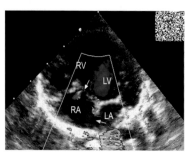

心尖四心腔切面 CDFI 可见三尖瓣见少量反流信号（白箭头），房间隔中部见细小的左向右分流信号（黄箭头）

图 1-19-9
三尖瓣反流和心房水平分流（动态）

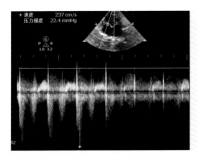

CW 探及三尖瓣反流峰值速度为 237 cm/s，压差为 22 mmHg

图 1-19-10
三尖瓣反流频谱

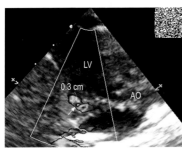

心尖三心腔切面 CDFI 于左房室环处可见一束增快的血流信号，血流束宽度为 3 mm（箭头）

图 1-19-11
左房室环处增快的血流束
（动态）

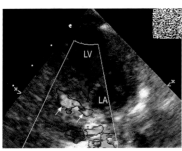

心尖两心腔切面 CDFI 于左室下壁后方近房室环处可见一束增快的血流信号（箭头）

图 1-19-12
左室下壁后方增快的血流束
（动态）

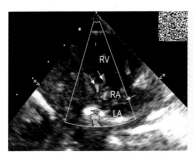

剑突下右室流入道切面 CDFI 于三尖瓣环处见两束血流信号进入右心室（箭头），一束位于左侧；另一束于右房室沟区三尖瓣环外侧下方右室面

图 1-19-13
右室三尖瓣环处两束血流信号进入右心室（动态）

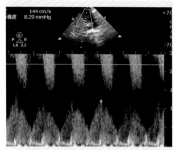

PW 探查瘘口处以舒张期为主的血流频谱

图 1-19-14　瘘口处高速血流
（动态）

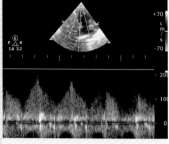

CW 探查瘘口处以舒张期为主的血流频谱

图 1-19-15　瘘口处高速血流

【鉴别诊断】

- 左冠状动脉异常起源于肺动脉：也表现为右冠状动脉扩张，但左冠状动脉开口于肺动脉，并且心肌内可见丰富的侧支循环血流信号。

- 永存左上腔静脉：冠状静脉窦扩张，胸骨上窝探测可见向下走行的左位上腔静脉血流，并可经左上肢超声造影明确诊断。

- 肺静脉异位引流：心内型肺静脉经冠状静脉窦异位引流时冠状静脉窦也扩张，仔细探查肺静脉的开口可以判断。

- 冠状动脉瘤：冠状动脉瘤一般为近端局部扩张，冠状动脉主干内径与主动脉内径比值 > 0.3，提示冠状动脉瘤。冠状动脉内无湍流，无心腔与血管瘘口。

- 川崎病：5 岁以下儿童左、右冠状动脉主干内径 > 3 mm(不包括冠状动脉壁)；冠状动脉内膜回声毛糙、增厚，呈"波浪样"改变。当冠状动脉有血栓形成时，在冠状动脉内可见低回声(新鲜血栓)、强回声(陈旧血栓) 团块。再根据患者川崎病临床特征表现可确诊。

【分析讨论与经验体会】

- 冠状动脉瘘：是由一支或多支的冠状动脉与某一心房、心室或心脏周围血管之间的先天性冠状动脉畸形。该病罕见，在先天性心脏病中为 0.13%，而在总人群中的发病率约为 0.002%。冠状动脉瘘同时发生于两侧冠状动脉者仅占 5%。胎儿时期冠状动脉狭窄，导致冠状动脉瘘难以在产前被检出。近年来，随着超声技术的发展，胎儿心脏解剖和血流情况可经由超声仪器清楚显示，使得冠状动脉瘘这类微小血管疾病在胎儿期即被检出，为及早制定治疗方案提供了科学依据。

- 病理改变及血流动力学特点：瘘口至右心室者，除非分流量特别大，否则右心室内径很少有变化；随着时间的增长，如果瘘口大小没有太大变化，形成瘘口狭窄，冠状动脉逐渐扩张，早期冠状动脉供血适应心脏发育的需求，后期冠状动脉瘤形成，其内血流逐渐变慢，导致血栓形成，甚至心肌炎性改变，从而加重心肌缺血，甚至心肌梗死，从而出现右心衰竭及左室心力衰竭；如果瘘口逐渐增大，冠状动脉血流多数流入右心室，也会导致远端冠状动脉供血明显不足或者血栓形成，从而引起心力衰竭。

- 超声心动图的价值：对于新生儿的先天性冠状动脉瘘而言，可以更快速、简单地识别瘘口，并通过彩色多普勒超声及频谱多普勒显示，判断瘘口的走行、位置、狭窄程度及流速，从而判断病情预后，由此选择更科学的治疗方案，减少患儿痛苦。心导管是收集冠状动脉解剖信息的经典检查方法，而超声心动图更能作为一种可重复性强、检查速度快、无创且廉价的检查方法，足以诊断冠状动脉瘘。CTA 可补充超声心动图诊断。本例患儿右室面出现的 2 个瘘口均 ≤ 2 mm，冠状动脉扩张程度轻微，且流速均较低，瘘口位置隐蔽性极强，外加胎儿时期受到血流动力学的影响会很难检测出瘘口位置。而出生后，血流动力学出现明显变化，经超声心动图检查，即检测出瘘口。

- 治疗及预后分析：冠状动脉瘘总体预后良好，对血流动力学的影响取决于瘘管的大小，而新生儿期可自愈，但发生率很低，需对新生儿定期随访；可择期治疗，治疗方法有外科手术结扎及经皮导管介入封堵。针对本例患儿，考虑如下：目前冠状动脉瘘口较小，流速较低，随着新生儿的成长，有自愈的可能性，如果不能自愈，目前可靠的方法是经皮导管介入封堵术。

- 随访：外院专家会诊后认为需要在一年后对患儿进行复查，根据病情发展情况，确定治疗方案。

病例 20

胎儿右冠状动脉–右室瘘：出生后随访及手术治疗

【病史、体征及相关检查】

病史：患者女性，26 岁。孕 37 周，孕 1 产 0，外院胎儿常规检查时发现心脏异常，现入院会诊。孕期无感冒、发热；无放射性及有毒物质接触史；既往体健，无遗传性疾病家族史。

体征：孕妇本身无异常，胎心无异常。

【胎儿超声心动图表现】

- 内脏、心脏位置正常。
- 各切面探查显示心房正位，心室右襻，大动脉与心室连接正常。
- 四心腔切面：右心室扩大，右心室内径为 32 mm（图 1-20-1）。CDFI 显示二尖瓣及三尖瓣口血流未见异常；右室房室环外侧见一高速血流信号进入右心室（图 1-20-2）。
- 五心腔切面：主动脉根部右侧有一血管开口（右冠状动脉），沿右房室沟向右侧迂曲走行（图 1-20-3）；CDFI 显示该血管内为动脉血流信号。将探头向胎儿头侧倾斜，显示五心腔切面与心底短轴的过渡切面，显示该血管内径为 5.5 mm，沿右房室沟向右侧迂曲走行（图 1-20-4，图 1-20-5）；沿该血管追踪至右房室沟外侧，见该血管开口于右心室，瘘口直径为 5 mm（图 1-20-6），CDFI 显示血管开口处的血流信号（图 1-20-7），PW 探查开口处为舒张期高速血流，峰值速度为 269 cm/s（图 1-20-8）；改变探头方向减小血管与声束的角度，CDFI 显示血管内的血流信号（图 1-20-9）。
- 主动脉短轴：肺动脉内未见异常血管开口。

【胎儿超声心动图提示】

胎儿先天性心脏病

右冠状动脉–右室瘘

【诊断要点】

- 右冠状动脉明显扩张：右冠状动脉开口于正常部位，明显扩张。
- 右冠状动脉走行：沿右房室沟向右走行。
- 瘘口异常血流：右心室外侧房室沟处舒张期高速紊乱血流。

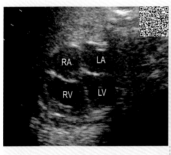

四心腔切面见右心室扩大

图 1-20-1 右心室扩大（动态）

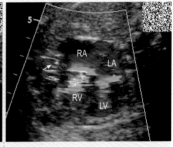

四心腔切面 CDFI 右房室环外侧见一高速血流信号（箭头）

图 1-20-2 右房室环外侧高速血流（动态）

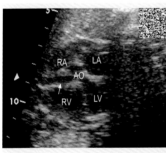

五心腔切面主动脉根部右侧有一血管开口，沿右房室沟向右侧迂曲走行。箭头：右冠状动脉

图 1-20-3 扩张的血管（右冠状动脉）（动态）

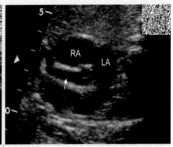

将探头向胎儿头侧倾斜显示五心腔与心底短轴的过渡切面，显示该血管扩张，延右房室沟向右侧迂曲走行。箭头：右冠状动脉

图 1-20-4 扩张的血管（右冠状动脉）（动态）

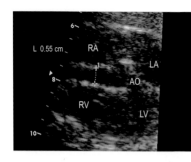

扩张血管内径为 5.5 mm

图 1-20-5
扩张的血管（右冠状动脉）

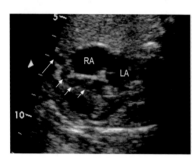

沿该血管追踪至右房室沟外侧（短箭头），见该血管开口于右心室（长箭头）

图 1-20-6
扩张血管（右冠状动脉）开口于右心室

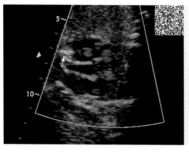

CDFI 显示血管开口处的血流信号（箭头）

图 1-20-7
扩张血管（右冠状动脉）开口处血流（动态）

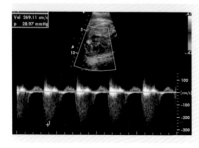

PW 探查开口处为舒张期高速血流

图 1-20-8
扩张血管（右冠状动脉）开口处血流

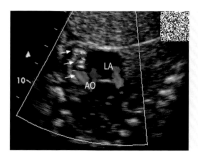

改变探头方向，减小血管与声束的角度，CDFI 显示血管内的血流信号（箭头）

图 1-20-9
扩张血管（右冠状动脉）内血流（动态）

【鉴别诊断】

- 左冠状动脉异常起源于肺动脉：左冠状动脉异常起源于肺动脉，右冠状动脉增宽，但右冠状动脉与心腔间无血管直接交通。肺动脉有左冠状动脉开口，胎儿期心肌内侧支循环的血流不明显。

- 肺静脉异位引流：心内型肺静脉异位引流时，肺静脉血流直接进入右房或经冠状动脉窦引流如右心房，可显示由左向右的血管及血流信号。血流部位不同且速度较低，为静脉血流信号。

【随访及治疗】

- 出生后即刻表现：孕妇于 39 周时自然分娩一男孩，新生儿体重 2.9 kg。1 分钟、5 分钟和 10 分钟 Apgar 评分各为 8 分、9 分和 10 分。左侧第三肋间可闻及 1/6 连续杂音。1 个月龄后出现气短症状。

- 出生后 4 个月：患儿 4 个月时超声心动图与产前诊断一致（图 1-20-10，图 1-20-11）。同时，发现了肺动脉高压（67 mmHg）和主肺动脉扩张（17 mmHg）。

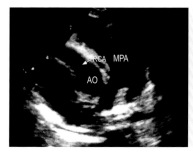

患儿 4 个月时，超声心动图显示右冠状动脉明显扩张

图 1-20-10
右冠状动脉扩张

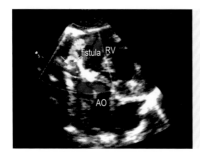

患儿4个月时，超声心动图CDFI显示血管开口处的血流信号（箭头）

图1-20-11
瘘口处高速血流

- 出生后6个月：患儿因出现呼吸困难收入院治疗。入院时体检闻及左侧第三、第四肋间3/6连续杂音。新生儿发育较同龄人差。超声心动图除发现肺动脉高压增高（96 mmHg）外，其余与4个月时一样。婴儿在体外循环低温麻醉下手术治疗。

- 手术治疗：术中见右心室扩大，右冠状动脉扩张，可见一直径为5 mm的瘘口瘘入右心室。切开右冠状动脉，找到瘘口，直接缝扎。术后患儿超声心动图显示正常。

- 术后随访：术后4年随访，患者临床情况正常，生长发育正常。超声心动图检查心脏大小正常，右冠状动脉扩张（图1-20-12），右心室内未探及异常血流信号（图1-20-13）。

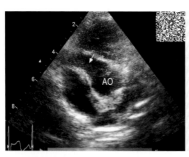

患儿4岁时，手术后超声心动图显示右冠状动脉明显扩张（箭头）

图1-20-12
右冠状动脉扩张（动态）

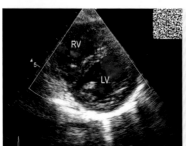

患儿4岁时，手术后超声心动图CDFI于右心室内未探及异常血流信号

图1-20-13
心室正常（动态）

【分析讨论】

- 冠状动脉瘘：系指冠状动脉主干或其分支与任一心腔或附近大血管之间存在异常通路。发病率占先天性心脏病的 0.27% ～ 0.4%，该病由 Krause 于 1865 年首先描述。冠状动脉瘘来自右冠状动脉的占 44% 左右，来自左冠状动脉的占 40%，来自双冠状动脉的占 16% 左右。44% 的冠状动脉瘘注入右心室，注入右心房的占 36%，肺动脉的占 16%，左心室的占 8%。

- 胎儿超声心动图发现冠状动脉瘘：胎儿时期冠状动脉瘘的表现基本与出生后相同。表现为病变冠状动脉扩张，迂曲走行，瘘入相应的心腔和血管。胎儿时期发现冠状动脉瘘一般是有明显血流动力学改变的，在解剖和血流的改变均明显的情况下才能被发现。多数冠状动脉瘘因冠状动脉非常细小，如改变不明显，胎儿时期难以被发现。本病例发表时审稿专家在题目特别加上了"大量血流动力学改变明显的（large hemodynamically significant）"冠状动脉瘘。

- 临床表现：通常成年人出现症状，而儿童及婴儿很少出现。冠状动脉瘘患者通常可以听到连续的心脏杂音。这个病例症状和连续杂音不断发展。由于瘘入右心室，瘘口大，分流明显，较早发生肺动脉高压。很少的情况是，一些小的瘘可自然愈合。

- 影像学诊断：以往冠状动脉造影是诊断冠状动脉瘘的"金标准"。随着超声技术的发展，作为一个有用的非入侵的检测方法，超声心动图增加了冠状动脉瘘的检出。此病例超声心动图在胎儿时期和出生后均显示了冠状动脉瘘的起源、走行及瘘的部位，明确诊断冠状动脉瘘。未进行冠状动脉造影和冠状动脉 CTA 检查，直接进行了手术治疗。手术结果与超声心动图一致。

- 治疗：一般有症状的冠状动脉瘘需关闭瘘口。手术是安全、有效且效果好的，手术的死亡率是 0 ～ 4%。冠状动脉瘘的手术指征是有症状、并发症和大的冠状动脉瘘。这个病例的新生儿出现了严重的症状和肺动脉高压，患儿 6 个月时出现了主肺动脉的扩大，因此，接受手术治疗。1983 年介入封堵术开始在国内应用，之后越来越多地用于临床。尽管如此，它有些禁忌证，如有大的瘘口和年龄小。这个患儿有一个大的瘘口，而且仅 6 个月大，因此没选择该手术治疗。

■ 经验体会：此病例说明胎儿期可检测到血流动力学改变明显的
冠状动脉瘘，早期诊断可促进婴儿治疗和改善结局。

【附录】

本病例已发表：ZHAO X，YANG Y，LI R J.A large hemodynamically significant right coronary artery fistula to right ventricle：prenatal detection and progression.Echocardiography，2012，29（7）：E173-E175. https://doi.org/10.1111/j.1540-8175.2012.01682.x.

第二章
冠状动脉起源异常

超 声 掌 中 宝 病 例 集 锦 · 冠 状 动 脉 疾 病

病例 1
左冠状动脉异常起源于肺动脉：病理及分型

【病史、体征及相关检查】

病史：患者女性，16 岁。发现心前区杂音 3 天，平素无自觉症状。

体征：胸骨左缘第二至第三肋间可闻及 3 级收缩期杂音。

相关检查：心电图正常。胸部 X 线片显示肺动脉段稍饱满，心影不大，肺血不多。

【超声心动图表现】

- 左室长轴切面：左心室、左心房轻度增大。
- 心底短轴切面：右冠状动脉起源于主动脉右冠窦，主干增宽迂曲，内径为 8 mm。主动脉左冠窦未见左冠状动脉起源（图 2-1-1A）。CDFI 显示右冠状动脉内为花色血流信号，PW 探及连续性湍流频谱。该切面于肺动脉根部左缘有一彩色血流信号进入肺动脉内，PW 为连续性血流信号，以舒张期为主，速度较低，最大速度为 1.2 m/s（图 2-1-1B）。
- 左室短轴切面：CDFI 于室间隔内见一条前向性五彩镶嵌的血流信号（图 2-1-1C），频谱多普勒显示为连续性血流，速度较快。在相当于前纵沟心尖部及右房室沟附近可见条形或网点状花色血流，为双期连续性湍流（图 2-1-1D）。
- 四心腔切面：左心室、左心房轻度增大；CDFI 可见二尖瓣轻度反流信号。

【超声心动图提示】

先天性心脏病

左冠状动脉起源于肺动脉

左心稍大

二尖瓣反流（轻度）

【诊断要点】

- 左冠状动脉开口于肺动脉：血流由左冠状动脉流入肺动脉（逆向）。
- 右冠状动脉扩张：正常起源于右冠窦，血流由主动脉流入右冠状动脉（正向）。
- 心肌内丰富的侧支循环：室间隔心肌内见丰富的血流信号，血流方向由后向前。

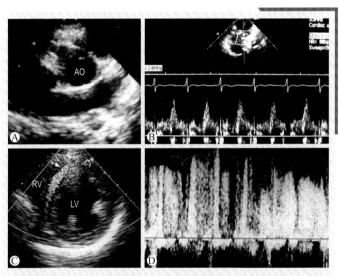

A. 心底短轴切面显示右冠状动脉起源于主动脉右冠窦，主干增宽迂曲，主动脉左冠窦未见左冠状动脉起源；B. 肺动脉内 PW 探及连续性血流信号，以舒张期为主；C. 左室短轴切面彩色多普勒于室间隔内见一前向性"五彩镶嵌样"的血流信号（箭头）；D. 室间隔内频谱多普勒显示为连续性血流，速度较快

图 2-1-1 左冠状动脉起源于肺动脉

【鉴别诊断】

在诊断左冠状动脉起源于肺动脉时应注意与冠状动脉瘘、川崎病等导致冠状动脉扩张的疾病和产生肺动脉内异常血流的疾病如动脉导管未闭等相鉴别。

- 冠状动脉瘘：左冠状动脉起源于肺动脉的成人型患者，可产生胸前区连续性杂音，其右冠状动脉亦可明显扩张，易被误诊为右冠状动脉瘘。二者在解剖上有明显的区别，血流动力学则有相似的改变，即主动脉的血流经右冠状动脉引流至肺动脉。有学者将"左冠状动脉起源于肺动脉"归入右冠状动脉瘘，仅考虑血流动力学特点，忽略了解剖特征。左冠状动脉起源于肺动脉时，其血流由右冠状动脉经广泛侧支循环，再由左冠状动脉注入肺动脉。右冠状动脉瘘时，右冠状动脉明显扩张，追踪显示其扩张的冠状动脉可见其注入相应心脏或血管的引流部位。CDFI显示其瘘口处的血流具有一定的特异性，心肌内血流正常。

- **川崎病**：川崎病必须结合临床表现进行诊断。超声心动图仅表现为冠状动脉扩张，扩张的冠状动脉未与心脏的其他部位相交通，且心肌内的血流亦正常。

- **动脉导管未闭**：冠状动脉起源于肺动脉者，其逆流入肺动脉的血流信号易与动脉导管未闭分流入肺动脉的血流信号相混淆。动脉导管未闭的分流信号起自降主动脉，为连续性，由于主动脉和肺动脉间的压力差较大，分流速度多较快。

【影像学检查及治疗经过】

- **心血管造影**：主动脉根部造影于主动脉根部未见左冠状动脉显影，右冠状动脉起源于主动脉右冠窦，主动脉瓣无反流。选择性右冠状动脉造影可见右冠状动脉主干明显增粗迂曲呈蚯蚓状，远端分支呈网状结构，并与左冠状动脉分支吻合，可见造影剂由右冠状动脉通过网状交通支进入左冠状动脉（前降支、回旋支），左冠状动脉血流逆流入肺动脉。肺动脉造影见主干扩张，肺动脉左窦区域造影剂被冲淡形成模糊缺损。诊断为先天性心血管畸形，左冠状动脉起源于肺动脉。

- **治疗**：手术证实为左冠状动脉起源于肺动脉。行冠状动脉重建术，将异常起源的左冠状动脉再植到主动脉根部。

【分析讨论】

- **左冠状动脉起源于肺动脉**：发病率较低，占先天性心脏病的 0.24% ～ 0.46%。1933 年，Bland、White 和 Garland 曾对左冠状动脉起源于肺动脉（anomalous origin of the left coronary artery from the pulmonary artery，ALCAPA）的临床和病理特征做了较为系统的描述，因此，ALCAPA 又有 Bland-White-Garland 综合征（Bland-White-Garland syndrome）之称。大多

数患者在婴儿期死于充血性心力衰竭和心肌梗死，存活至儿童期和成年者还可发生猝死，因而对本病的早期诊断和治疗十分重要。

- **发病机制及合并畸形**：与胚胎时期动脉干内螺旋间隔发育有偏差有关，使左冠状动脉开口于肺动脉而形成畸形。左冠状动脉起源异常多独立存在，也可合并其他畸形，如动脉导管未闭、室间隔缺损、法洛四联症、房室通道、大动脉转位及主动脉缩窄等。合并大动脉转位的患者，其冠状动脉起源及走行较大动脉位置正常的患者复杂多变。

- **病理及血流动力学改变**：冠状动脉起源于肺动脉，多数仅为开口部位的异常，其行程和分布仍然正常。起源于肺动脉的冠状动脉开口多位于肺动脉的左窦或右窦内紧靠肺动脉瓣之上。本病的病理生理取决于体循环和肺循环间的压差及左、右冠状动脉系统之间有无侧支循环。胎儿期，此种畸形可无明显的损害，原因是主动脉和肺动脉的压力和血氧饱和度相近，此时左冠状动脉足以灌注心肌。出生后，由于肺动脉的压力及血氧饱和度均明显低于体循环压力，氧消耗较大的左心室则由发自压力及血氧饱和度均明显较低的冠状动脉供应，必然导致心肌缺血，甚至心肌梗死等。起初冠状动脉侧支循环较少，左室心肌内的血管扩张以减低血管阻力，达到增加血流量的目的。但冠状动脉血管的储备能力是有限的，随着冠状动脉储备的耗尽而导致心肌缺血。

- **侧支循环与分型**：根据心肌内冠状动脉侧支建立情况分成人型和婴儿型：
  - **婴儿型**：心肌内侧支循环的建立比较差，多发生于婴幼儿。90%的患者在1岁以内因左室心肌缺血、心肌梗死、心力衰竭而死亡，不到10%的患者能生存到成年。最初心肌缺血仅发生于婴儿活动如吃奶、哭闹时。继之严重的供氧不足导致左室前侧壁心肌梗死，发生充血性心力衰竭。充血性心力衰竭可因前乳头肌梗死和二尖瓣环的扩大所导致的二尖瓣关闭不全而进一步加重。
  - **成人型**：侧支循环良好，预后相对较好。由于心肌缺氧刺激，侧支循环建立。在正常的右冠状动脉和异常的左冠状动脉之间的血管明显扩张，右冠状动脉代偿性扩张以增加血流量。血流由右冠状动脉经侧支循环进入左冠状动脉，再流入肺动脉，形成左向右分流。因左冠状动脉与压力较低的肺动脉相连接，侧支循环的血流流向肺动脉而不流入阻力较高的心肌内血管，产生冠状动脉－肺动脉"窃血"。约有15%的患者心肌内的血流能够维持静息甚至运动状态下的心肌供血，而使这部分患者存活至成年，但也可有心绞痛发作或突然死亡。有相当一部分患者无任何症状，只是在健康体检中被发现。主要是因为左、右冠状动脉之间建立了良好的侧支循环，患者得以继续生存。冠状动脉造影证实本例患者侧支循环建立良好，属于成人型。

■ **超声心动图表现**：根据病理生理的变化，ALCAPA 的超声心动图表现可有较大的区别。

● 婴儿型：以心肌缺血继发征象更为突出，如左心室扩大、室壁节段性运动异常、室壁瘤形成等，严重的心肌缺血可导致心内膜弹力纤维增生症。由于侧支循环未能很好地建立，右冠状动脉的血流量无明显增加，右冠状动脉并不呈代偿性扩张，CDFI 在左冠状动脉和右冠状动脉分布交界的区域心肌内异常交通的血流信号不明显，且于肺动脉内左冠状动脉开口处逆流入肺动脉的血流速度较低，用 CDFI 及 PW 仔细探测方能发现。因此，对于婴幼儿患者，在发现继发征象后，应再仔细寻找左冠状动脉开口于肺动脉的直接依据。新生儿时期由于肺动脉压力尚高，血流可由肺动脉灌注到异常起源的冠状动脉内。

● 成人型：对于侧支循环较丰富的年长儿童和成年人，其心肌缺血的临床表现可不典型。典型表现为明显扩张的右冠状动脉和心肌内丰富的血流信号，可引起检查者的注意，进而需要再仔细探察冠状动脉的开口以明确诊断。由于左冠状动脉的血液由右冠状动脉经侧支循环供应，右冠状动脉的血流量明显增加，因而右冠状动脉呈代偿性扩张。从各个显示右冠状动脉的切面可见整个右冠状动脉均明显扩张，右冠状动脉与主动脉根部内径的比值可 > 0.21。因主动脉内的压力总是高于肺动脉压力，此时左冠状动脉的血液并非来自肺动脉，而是从右冠状动脉经侧支循环逆流而来，通过左冠状动脉引流入肺动脉，而产生连续性分流。于肺动脉内冠状动脉开口处 CDFI 及 PW 均可显示由左冠状动脉引流入肺动脉内的逆流信号，血流信号为连续性，以舒张期为主，血流速度多较慢。

【附录】

本病例已发表：LI R J, SUN Z, YANG J, et al. Diagnostic value of transthoracic echocardiography in patients with anomalous origin of the left coronary artery from the pulmonary artery. Medicine(Baltimore)，2016，95(15):e3401. https://doi.org/10.1097/md.0000000000003401.

病例 2
左冠状动脉异常起源于肺动脉：
超声心动图典型表现

【病史、体征及相关检查】

病史：患者女性，20 岁。经常胸闷，加重 1 年。

体征：胸骨左缘第二至第三肋间可闻及 3 级收缩期杂音。

相关检查：心电图显示无明显异常。胸部 X 线片显示肺动脉段稍突出。

【超声心动图表现】

■ 左室长轴切面：左心室扩大，内径为 54 mm，余心腔大小基本正常。

■ 心底短轴切面：右冠状动脉起源于主动脉右冠窦；右冠状动脉增宽迂曲，内径为 10 mm（图 2-2-1）。PW 显示右冠状动脉内为以舒张期为主的血流频谱（图 2-2-2）。主动脉左冠窦内未探及左冠状动脉起源，于肺动脉根部左缘见一血管开口（左冠状动脉，图 2-2-3），CDFI 显示血流信号由该血管流入肺动脉（图 2-2-4）。

■ 左室短轴切面：CDFI 于室间隔内见由后向前的高速血流信号（图 2-2-5）。

■ 心尖两心腔切面：CDFI 于左室下壁外缘见高速紊乱的血流信号（图 2-2-6）。

【超声心动图提示】

先天性心脏病
左冠状动脉异常起源于肺动脉
左心室扩大

【诊断要点】

■ 左冠状动脉开口于肺动脉：血流由左冠状动脉流入肺动脉（逆向）。

- 右冠状动脉扩张：正常起源于右冠窦，血流由主动脉流入右冠状动脉（正向）。
- 心肌内丰富的侧支循环：室间隔心肌内见丰富的血流信号（正向）。

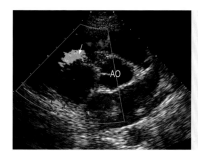

心底短轴切面见右冠状动脉增宽（箭头），起源于右冠窦

图 2-2-1
右冠状动脉扩张

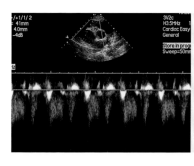

心底短轴切面见右冠状动脉内血流以舒张期为主

图 2-2-2
右冠状动脉血流

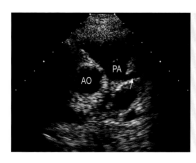

心底短轴切面于肺动脉根部左缘见一血管开口（左冠状动脉，箭头）

图 2-2-3
左冠状动脉开口于肺动脉

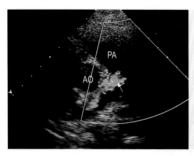

心底短轴切面 CDFI 见血流信号由左冠状动脉流入肺动脉（箭头）

图 2-2-4
左冠状动脉开口处血流

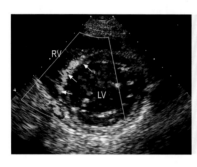

左室短轴切面 CDFI 于室间隔内见由后向前的高速血流信号（箭头）

图 2-2-5
室间隔心肌内血流

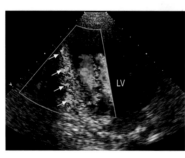

心尖两心腔切面 CDFI 于左室下壁外缘见高速紊乱的血流信号（箭头）

图 2-2-6
左室下壁冠状动脉血流

【鉴别诊断】

本病应与冠状动脉瘘、川崎病等导致冠状动脉扩张的疾病和产生肺动脉内异常血流的疾病如动脉导管未闭等相鉴别（详见第二章病例1）。

【影像学检查】

选择性右冠状动脉造影见右冠状动脉主干明显增粗迂曲，远端分支呈网状结构，并见造影剂进入左冠状动脉，最终回流入肺动脉。诊断为先天性心脏病，左冠状动脉异常起源于肺动脉。

【分析讨论】

左冠状动脉异常起源于肺动脉超声心动图检查时重点观察冠状动脉的开口、扩张的冠状动脉及心肌内侧支循环血流。同时注意有无合并其他心脏畸形。

- **左冠状动脉异常开口于肺动脉**：正常主动脉左冠窦内未探及冠状动脉开口；左冠状动脉开口于肺动脉，开口部位多位于肺动脉的左外侧。由于肺动脉压力较低，肺动脉内血流不能灌注进入左冠状动脉，左冠状动脉的血流是由右冠状动脉经侧支循环流入左冠状动脉，从而逆向进入肺动脉内。超声检查时从心底短轴切面仔细探查冠状动脉的开口及血流。

- **右冠状动脉扩张**：由于肺动脉内血流不能灌注进入左冠状动脉，为了满足左冠状动脉的供血，血液由右冠状动脉经侧支循环流入左冠状动脉。除原本正常的血流外，右冠状动脉还需要供应左冠状动脉分布区域的血流，其内血流量明显增加，导致内径增宽。

- **心肌内丰富的侧支循环**：在左、右冠状动脉之间形成广泛的侧支循环，心肌内血流速度加快。因心肌内血流速度加快，通过常规的彩色多普勒超声即可显示心肌内见丰富的血流信号。重点观察的切面是心室短轴切面，在室间隔心肌内显示丰富的血流信号。其血流方向有明显的特点，即由右冠状动脉供血向左冠状动脉供血的方向流动。在心室短轴切面血流以红色为主，即由后向前。室间隔的后方由右冠状动脉供血，前间隔由左冠状动脉供血，因而表现为红色。

【附录】

本病例已发表：LI R J, SUN Z, YANG J, et al. Diagnostic value of transthoracic echocardiography in patients with anomalous origin of the left coronary artery from the pulmonary artery. Medicine(Baltimore), 2016, 95(15):e3401. https://doi.org/10.1097/md.0000000000003401.

病例 3
左冠状动脉异常起源于肺动脉：注意冠状动脉的血流方向

【病史、体征及相关检查】

病史：患者女性，34 岁。反复发作心悸、胸闷，加重 2 年，伴心前区疼痛。

体征：心尖部 3 级收缩期杂音。

相关检查：心电图显示 $V_1 \sim V_3$ ST 段减低。胸部 X 线片显示肺动脉段稍突出。

【超声心动图表现】

- 左室长轴切面：左心稍大，右冠状动脉起始部增宽（图 2-3-1）。CDFI 见血流由主动脉进入扩张的右冠状动脉（图 2-3-2），PW 显示右冠状动脉内血流以舒张期为主（图 2-3-3）。
- 心底短轴切面：右冠状动脉增宽，起源于主动脉右冠窦；主动脉左冠窦内未探及左冠状动脉起源。于肺动脉根部左缘见一血管开口（图 2-3-4），CDFI 显示血流信号由该血管流入肺动脉（图 2-3-5），PW 显示冠状动脉流入肺动脉的血流以舒张期为主（图 2-3-6）。

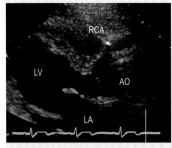

左室长轴切面见左心稍大，右冠状动脉起始部增宽（箭头）

图 2-3-1 右冠状动脉扩张

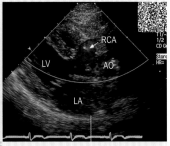

左室长轴切面 CDFI 见血流由主动脉进入扩张的右冠状动脉（箭头）

图 2-3-2 右冠状动脉血流（动态）

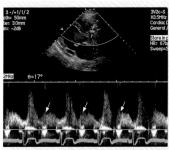

左室长轴切面 PW 显示右冠状动脉内血流以舒张期为主（箭头）

图 2-3-3　右冠状动脉血流

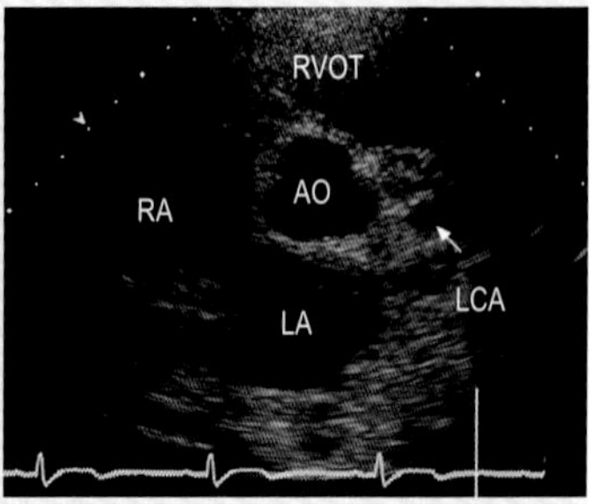

心底短轴切面于肺动脉根部左缘见一血管开口（箭头）

图 2-3-4　左冠状动脉开口于肺动脉

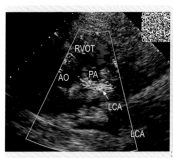

心底短轴切面 CDFI 见血流信号由左冠状动脉（箭头）流入肺动脉

图 2-3-5　左冠状动脉开口处血流（动态）

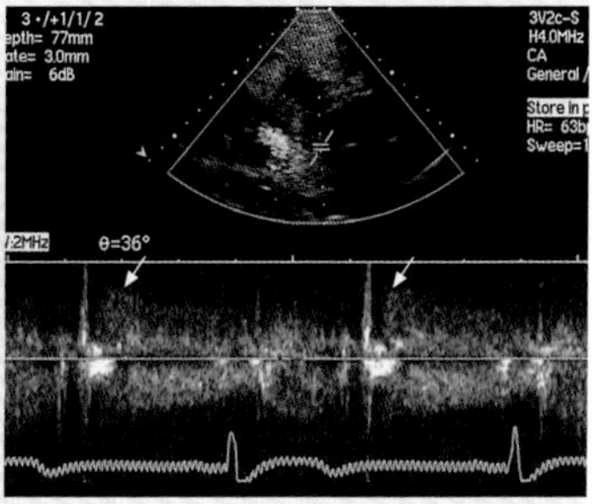

心底短轴切面 PW 显示冠状动脉流入肺动脉的血流以舒张期为主（箭头）

图 2-3-6　左冠状动脉开口处血流

- 左室短轴切面：CDFI 于室间隔内见由后向前的高速血流信号，血流方向由右冠状动脉供血区流向左冠状动脉供血区（图 2-3-7）；PW 显示心肌内冠状动脉侧支循环血流为连续性，舒张期明显，收缩期缺血相对较慢（图 2-3-8）。
- 心尖四心腔切面：左心扩大，后间隔心尖段室壁运动减低（图 2-3-9）。
- 心尖两心腔切面：室壁运动尚好（图 2-3-10）。CDFI 于左室前壁外侧显示左冠状动脉前降支血流信号以蓝色为主，提示血流方向由远端流向近端；PW 显示血流为负向，也提示血流方向由远端流向近端（图 2-3-11～图 2-3-13）。左室下壁外缘右冠状动脉后降支血流信号以红色为主，提示血流方向由近端流向远端；PW 显示血流为负向，也提示血流方向由近端流向远端（图 2-3-14～图 2-3-17）。在心尖两心腔切面基础上向前倾斜探头显示左室前壁心肌冠状切面，CDFI 显示前壁心肌内多束侧支循环为红色血流信号，血流方向由后向前，即由右冠状动脉供血区域流向左冠状动脉供血区域（图 2-3-18）。

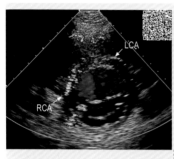

左室短轴切面 CDFI 于室间隔内见由后向前的血流信号，血流方向由右冠状脉（RCA）供血区流向左冠状动脉（LCA）供血区

图 2-3-7　室间隔心肌内血流（动态）

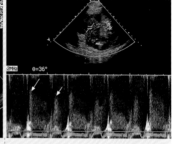

PW 显示心肌内冠状动脉侧支循环血流为连续性，舒张期明显（长箭头），收缩期缺血相对较慢（短箭头）

图 2-3-8　室间隔心肌内血流

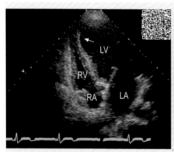

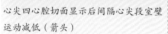

心尖四心腔切面显示后间隔心尖段室壁运动减低（箭头）

图 2-3-9　室壁运动减低（动态）

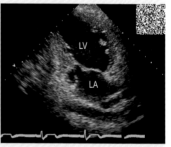

心尖两心腔切面显示室壁运动尚好

图 2-3-10　室壁运动（动态）

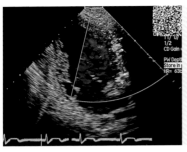

心尖两心腔切面 CDFI 于左室前壁外侧显示左冠状动脉（LCA）前降支血流近段血流信号以蓝色为主，提示血流方向由远端流向近端

图 2-3-11
左冠状动脉前降支血流（动态）

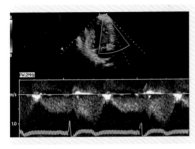

PW 探查左冠状动脉前降支血流中段血流信号为负向，提示血流方向由远端流向近端

图 2-3-12
左冠状动脉前降支血流

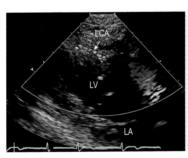

心尖两心腔切面 CDFI 于左室前壁外侧显示左冠状动脉（箭头）前降支血流远段血流信号以蓝色为主，提示血流方向由远端流向近端

图 2-3-13
左冠状动脉前降支血流

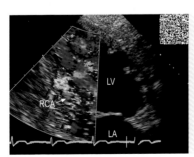

心尖两心腔切面 CDFI 于左室下壁外缘显示右冠状动脉（RCA）后降支近段内见高速紊乱的血流信号（箭头）

图 2-3-14
右冠状动脉后降支血流（动态）

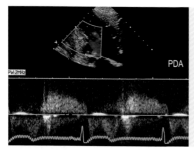

心尖两心腔切面 CDFI 于左室下壁外缘显示右冠状动脉（RCA）后降支内血流为正向，提示血流方向由近端流向远端

图 2-3-15
右冠状动脉后降支血流

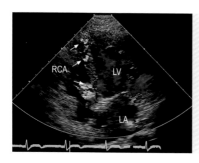

心尖两心腔切面 CDFI 于左室下壁外缘显示右冠状动脉（RCA）后降支全程血流信号（箭头），血流方向由近端流向远端

图 2-3-16
右冠状动脉后降支血流

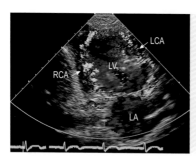

心尖两心腔切面 CDFI 同时显示右冠状动脉（RCA）后降支和左冠状动脉（LCA）前降支的血流信号。RCA 血流信号为红色，方向由近端流向远端；LCA 血流信号为蓝色，方向由远端流向近端

图 2-3-17
右冠状动脉与左冠状动脉血流

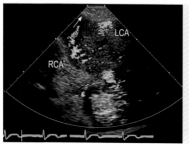

心尖两心腔切面向前倾斜探头显示左室前壁心肌冠状切面，CDFI 显示前壁心肌内多束侧支循环为红色血流信号，血流方向由后向前，即由右冠状动脉（RCA）供血区域流向左冠状动脉（LCA）供血区域（箭头）

图 2-3-18
右冠状动脉与左冠状动脉血流

【超声心动图提示】

先天性心脏病

左冠状动脉异常起源于肺动脉

节段性室壁运动异常

左心扩大

二尖瓣反流（轻度）

【诊断要点】

- 左冠状动脉开口于肺动脉：血流由左冠状动脉流入肺动脉（逆向）。
- 右冠状动脉扩张：正常起源于右冠窦，血流由主动脉流入右冠状动脉（正向）。
- 心肌内丰富的侧支循环：室间隔心肌内见丰富的血流信号。

【鉴别诊断】

本病注意与冠状动脉瘘、川崎病等导致冠状动脉扩张的疾病和产生肺动脉内异常血流的疾病如动脉导管未闭等相鉴别（详见第二章病例 1）。

【影像学检查】

- 冠状动脉造影：右冠状动脉主干明显增粗迂曲，远端分支呈网状结构，并见造影剂进入左冠状动脉，最终回流入肺动脉。诊断为先天性心脏病，左冠状动脉异常起源于肺动脉。

【分析讨论】

超声心动图通过二维和彩色多普勒超声可全面观察左冠状动脉异常起源于肺动脉的解剖和血流动力学的改变。

- 病理解剖：主要从心底短轴切面观察。①左冠状动脉异常开口于肺动脉：正常主动脉左冠窦内未探及冠状动脉开口，左冠状动脉开口于肺动脉，开口部位多位于肺动脉的左外侧；②右冠状动脉扩张：右冠状动脉明显扩张，可通过不同切面追踪显示扩张的右冠状动脉。
- 血流动力学：通过彩色多普勒超声观察左、右冠状动脉及心肌内丰富的侧支循环血流。冠状动脉血流是由主动脉→右冠状动脉→心肌内侧支循环→左冠状动脉→肺动脉。

- 右冠状动脉血流：左室长轴切面和心底短轴切面显示主动脉血流流入扩张的右冠状动脉。心尖两心腔切面显示右冠状动脉后降支血流，血流信号以红色为主，提示血流方向由近端流向远端，为正常右冠状动脉的血流方向。由于需要提供左冠状动脉供血区域血液，血流量明显增加，血流速度加快。

- 心肌内侧支循环血流：左室短轴切面是非常理想的观察切面。后间隔及下壁为右冠状动脉供血；前间隔、前壁、侧壁及后壁由左冠状动脉供血。由于左室侧壁及后壁处于超声远场，显示不理想。重点观察室间隔和前壁的血流。CDFI 在室间隔心肌内显示丰富的血流信号，其血流信号为红色，方向由右冠状动脉供血向左冠状动脉供血的方向流动，同时显示左、右冠状动脉供血区域的切面如本病例左室前壁冠状切面亦可显示心肌内的侧支循环血流信号。

- 左冠状动脉血流：左冠状动脉血流来源于右冠状动脉的侧支循环，主要从心尖两心腔切面和心底短轴切面观察。心尖两心腔切面显示前壁外侧左冠状动脉前降支，其内血流信号为蓝色，血流方向由远端流向近端，血流方向为逆向，与正常左冠状动脉血流方向相反。心底短轴切面显示左冠状动脉血流逆向流入肺动脉。

【附录】

本病例已发表：LI R J，SUN Z，YANG J，et al. Diagnostic value of transthoracic echocardiography in patients with anomalous origin of the left coronary artery from the pulmonary artery. Medicine(Baltimore)，2016，95(15):e3401. https://doi.org/10.1097/md.0000000000003401.

病例 4
左冠状动脉异常起源于肺动脉：丰富的侧支循环

【病史、体征及相关检查】

病史：患者女性，43 岁。经常胸闷，加重 1 年。

体征：心率 82 次 / 分；胸骨左缘第二至第三肋可闻及 2 级舒张期杂音。

相关检查：心电图显示无明显异常。胸部 X 线片显示肺动脉段稍突出。

【超声心动图表现】

■ 左室长轴切面：左心稍大，左心房为 40 mm，左心室为 56 mm，右心腔大小基本正常（图 2-4-1）。

■ 心底短轴切面：右冠状动脉起源于主动脉右冠窦；右冠状动脉增宽迂曲，起始段内径为 5.7 mm，稍远段内径为 7.9 mm（图 2-4-2）。CDFI 显示血流由主动脉进入扩张的右冠状动脉（图 2-4-3），PW 显示右冠状动脉内为以舒张期为主的血流频谱，血流增快，速度为 103 cm/s（图 2-4-4）。主动脉左冠窦内未探及左冠状动脉起源。于肺动脉主干内见一血管开口，开口处直径为 5.4 mm（图 2-4-5），该血管向左外侧走行，内径增宽为 6.6 mm（图 2-4-6）；CDFI 显示血流信号由该血管流入肺动脉（图 2-4-7）；PW 探及左冠状动脉开口处正向血流频谱，速度为 83 cm/s（图 2-4-8）。

■ 左室短轴切面：二尖瓣、乳头肌和心尖水平左室短轴切面 CDFI 于室间隔内见由后向前的高速血流信号，即由右冠状动脉供血区域流向左冠状动脉供血区域（图 2-4-9 ～ 图 2-4-11）。

■ 心尖四心腔切面：心尖四心腔切面见左心稍大（图 2-4-12）；CDFI 于室间隔内见高速紊乱的血流信号（图 2-4-13）。

■ 心尖三心腔切面：在三心腔切面基础上向前转动探头显示心尖部室间隔的近纵向切面，CDFI 于室间隔内见多束红色为主的由后向前的高速紊乱的血流信号（图 2-4-14）。

- 右室流入道切面：在右室流入道切面基础上向前转动探头显示近右室前壁的冠状切面，CDFI 于右室前壁内见多束红色为主的由后向前的高速紊乱的血流信号（图 2-4-15）。

【超声心动图提示】

先天性心脏病
左冠状动脉异常起源于肺动脉
左心扩大

【诊断要点】

- 右冠状动脉扩张：正常起源于右冠窦，血流由主动脉流入右冠状动脉（正向）。
- 左冠窦内无冠状动脉开口：正常左冠窦内未探及左冠状动脉开口。
- 肺动脉内异常血管开口（左冠状动脉）：血流由左冠状动脉流入肺动脉（逆向）。
- 心肌内丰富的侧支循环：室间隔心肌内见丰富的由后向前的五彩血流信号（红色）。

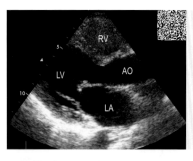

左室长轴切面显示左心稍大

图 2-4-1
左心稍大（动态）

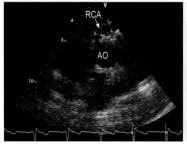

心底短轴切面见右冠状动脉（箭头）
增宽，起源于右冠窦

图 2-4-2
右冠状动脉扩张

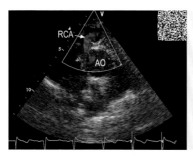

心底短轴切面 CDFI 显示血流由主动脉进入扩张的右冠状动脉（箭头）

图 2-4-3
右冠状动脉扩张（动态）

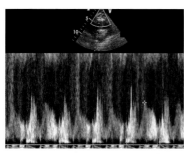

PW 显示右冠状动脉内为以舒张期为主的血流频谱，血流增快

图 2-4-4
右冠状动脉血流增快

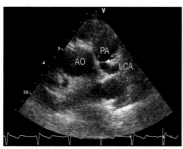

心底短轴切面于肺动脉主干内见一血管开口（箭头）

图 2-4-5
左冠状动脉开口于肺动脉

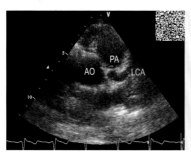

左冠状动脉增宽，向左外侧走行

图 2-4-6
左冠状动脉开口于肺动脉
（动态）

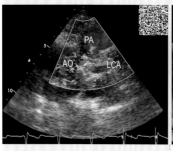

CDFI 显示血流信号由该血管流入肺动脉

图 2-4-7 左冠状动脉开口于肺
动脉（动态）

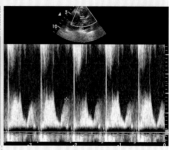

PW 探及左冠状动脉开口处正向血流频谱

图 2-4-8 左冠状动脉开口处血流

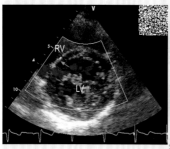

二尖瓣水平左室短轴切面 CDFI 于室间
隔内见由后向前的高速血流信号（箭头）

图 2-4-9 室间隔心肌内血流
（动态）

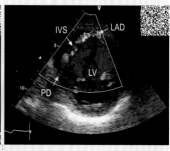

乳头肌水平左室短轴切面 CDFI 于室间
隔内见由后向前的高速血流信号，即由
右冠状动脉后降支（PD）经室间隔（IVS）
侧支循环流向左冠状动脉前降支（LAD）

图 2-4-10 室间隔心肌内血流
（动态）

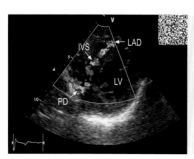

乳头肌水平以下近心尖水平左室短
轴切面 CDFI 于室间隔内见由后向
前的高速血流信号，即由右冠状动
脉后降支（PD）经室间隔（IVS）
侧支循环流向左冠状动脉前降支
（LAD）

图 2-4-11
室间隔心肌内血流（动态）

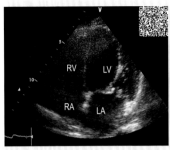

心尖四心腔切面显示左心稍大

图 2-4-12　左心稍大（动态）

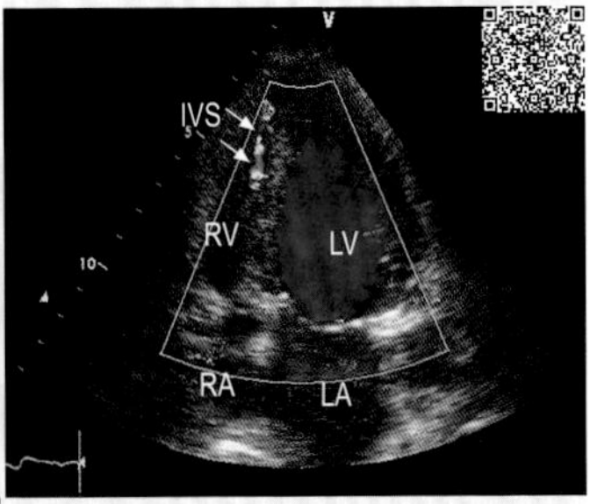

心尖四心腔切面 CDFI 于室间隔（IVS）
内见高速紊乱的血流信号（箭头）

图 2-4-13　室间隔内见高速紊乱
的血流（动态）

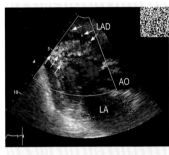

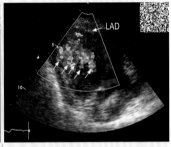

在三心腔切面基础上向前转动探头显示
心尖部室间隔的近纵切面，CDFI 于室
间隔内见多束红色为主的由后向前的高
速紊乱的血流信号（箭头）流向前降支
（LAD）

图 2-4-14　左室前壁内高速紊乱
的血流（动态）

在右室流入道切面基础上向前转动探头
显示近右室前壁的冠状切面，CDFI 于右
室前壁内见多束红色为主的由后向前的
高速紊乱的血流信号（箭头）流向前降
支（LAD）

图 2-4-15　右室前壁内高速紊乱
的血流（动态）

【鉴别诊断】

■ **冠状动脉瘘**：冠状动脉瘘患者表现为冠状动脉起源异常，患者
冠状动脉内径扩张，部分在冠状动脉的行走过程中形成局部
"瘤样"扩张，在相应的心腔内可以找到冠状动脉瘘口及连续
性分流血流，但心肌内无侧支循环产生的丰富血流信号。而冠

状动脉异常起源显示为对侧的冠状动脉内径扩张，室间隔及相应部位的心肌内出现"五彩镶嵌样"的血流信号。

- **动脉导管未闭**：动脉导管未闭时肺动脉内可探及以红色为主的五彩血流信号，频谱亦可呈连续性。但是动脉导管未闭的分流通常起源于左肺动脉起始部或者主肺动脉分叉处，血流来自降主动脉，分流速度较高。冠状动脉起源正常。

【影像学检查】

- **主动脉根部造影**：右冠状动脉显影；左冠状动脉未显影。
- **选择性右冠状动脉造影**：首先右冠状动脉显影，右冠状动脉主干明显增粗迂曲；经右冠状动脉与左冠状动脉之间丰富的侧支（图2-4-16）；随后左冠状动脉显影，最终回流入肺动脉（图2-4-17）。诊断：先天性心脏病，左冠状动脉异常起源于肺动脉。

【分析讨论】

患者的右冠状动脉扩张，大动脉短轴及左心室长轴切面均未能显示左冠状动脉位于主动脉左冠窦的开口部位，心肌内出现较丰富的血流信息，提示左冠状动脉异常起源于肺动脉。超声心动图检查时重点观察冠状动脉的开口、扩张的冠状动脉及心肌内侧支循环血流，同时注意有无合并其他心脏畸形。

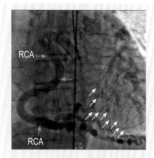

首先右冠状动脉显影，右冠状动脉主干明显增粗迂曲（绿箭头）；经右冠状动脉与左冠状动脉之间丰富的侧支（白箭头）

图2-4-16　右冠状动脉造影

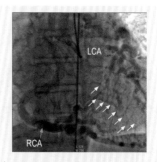

在右冠状动脉（绿箭头）和侧支循环（白箭头）显影后左冠状动脉（红箭头）显影，最终回流入肺动脉

图2-4-17　左冠状动脉造影

- **左冠状动脉异常开口于肺动脉**：正常主动脉左冠窦内未探及冠状动脉开口；左冠状动脉开口于肺动脉，开口部位位于肺动脉的后侧。由于肺动脉压力较低，肺动脉内血流不能灌注进入左冠状动脉，左冠状动脉的血流是由右冠状动脉经丰富的侧支循环流入左冠状动脉，从而逆向进入肺动脉内。超声检查时从心底短轴切面仔细探查冠状动脉的开口及血流。

- **右冠状动脉扩张**：由于肺动脉内血流不能灌注进入左冠状动脉，为了满足左冠状动脉的供血，血液由右冠状动脉经侧支循环流入左冠状动脉。右冠状动脉除了供应原本正常区域的血流外，还需要供应左冠状动脉分布区域的血流，故其内血流量明显增加，导致内径代偿性增宽。

- **心肌内丰富的侧支循环**：在左、右冠状动脉之间形成广泛的侧支循环，心肌内血流速度加快。因心肌内血流速度加快，通过常规的彩色多普勒超声即可显示心肌内丰富的血流信号。重点观察的切面是心室短轴切面，在室间隔心肌内显示丰富的血流信号。其血流方向有明显的特点，即由右冠状动脉供血向左冠状动脉供血的方向流动。由于室间隔的后方由右冠状动脉供血，前间隔由左冠状动脉供血，在心室短轴切面显示血流以红色为主，即由后向前，故而表现为红色。本病例除显示室间隔横断面心肌内的侧支循环血流外，转动探头显示室间隔近纵向切面和右室前壁内丰富的侧支循环信号，血流方向均为右冠状动脉供血区域流向左冠状动脉的供血区域。超声图像所显示的侧支循环血流信号（图2-4-14，图2-4-15）与冠状动脉造影所显示的侧支循环血流相同（图2-4-16，图2-4-17）。

【附录】

本病例已发表：LI R J，SUN Z，YANG J，et al. Diagnostic value of transthoracic echocardiography in patients with anomalous origin of the left coronary artery from the pulmonary artery. Medicine(Baltimore)，2016，95(15):e3401. https://doi.org/10.1097/md.0000000000003401.

病例 5
左冠状动脉异常起源于肺动脉：合并房间隔缺损

【病史、体征及相关检查】

病史：患者女性，38 岁。主诉胸闷，气短半年，加重 1 个月。既往体健，无高血压、糖尿病、高血脂病史，也无心功能不全的征象。

体征：体温 36 ℃，脉搏 70 次 / 分，呼吸 20 次 / 分，血压 110/70 mmHg。心脏听诊：胸骨右缘第二至第三肋间可闻及 2 / 6 级收缩期杂音。

相关检查：心电图未见明显异常；胸部 X 线片显示心脏增大，肺动脉充血。

【超声心动图表现】

- 左室长轴切面：右心室扩大，左室心肌运动尚协调。
- 心底短轴切面：右冠状动脉起源于右冠状窦内，起始部明显增宽约 12 mm（图 2-5-1）；左冠状窦内未见左冠状动脉的开口，而在肺动脉外侧见一管状结构与肺动脉相通（图 2-5-2），CDFI 显示红色血流进入肺动脉，为左冠状动脉的血流。肺动脉增宽。
- 左室短轴切面：右心室扩大，左室心肌运动尚协调。CDFI 显示心外膜及室间隔心肌内均可见以舒张期频谱为主的丰富血流信号。
- 四心腔切面：胸骨旁四心腔切面见右心增大，房间隔中部连续性中断 16 mm；CDFI 心房水平可见左向右的过隔血流信号（图 2-5-3）。室间隔心肌内见丰富的血流信号（图 2-5-4）。

【超声心动图提示】

先天性心脏病
左冠状动脉异常起源于肺动脉
房间隔缺损（继发孔型）

【诊断要点】

- 左冠状动脉异常起源于肺动脉：左冠状动脉开口于肺动脉，血流由左冠状动脉流入肺动脉（逆向）；右冠状动脉扩张，正常起源于右冠窦，血流由主动脉流入右冠状动脉（正向）；心肌内丰富的侧支循环：室间隔心肌内见丰富的血流信号。
- 房间隔缺损：房间隔中部连续性中断；CDFI 于心房水平可见左向右的过隔血流信号；右心扩大。

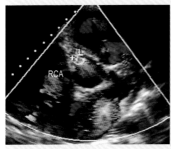

心底短轴切面见右冠状动脉起源于右冠状窦内，起始部明显增宽

图 2-5-1　右冠状动脉增宽

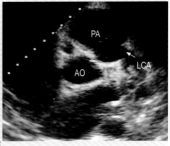

心底短轴切面见左冠状动脉（箭头）发自肺动脉外侧

图 2-5-2　左冠状动脉起源肺动脉

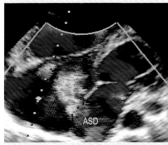

房间隔中部连续性中断（ASD），CDFI 于心房水平可见左向右的过隔血流信号

图 2-5-3　房间隔连续中断

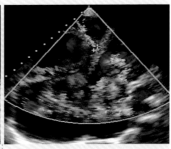

CDFI 于室间隔内可见丰富的侧支循环信号

图 2-5-4　室间隔心肌内丰富的侧支循环

【影像学检查】

冠状动脉造影 + 升主动脉造影：右冠状动脉显著扩张（图 2-5-5）；左冠状动脉异常开口于肺动脉，主动脉血流由右冠状动脉经侧支循环向左冠状动脉流入，最终汇入肺动脉（图 2-5-6）。诊断为左冠状动脉异常起源于肺动脉。

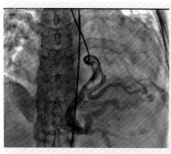
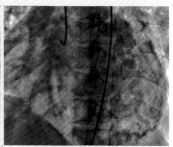

造影只见右冠状动脉显影，未见左冠状动脉显影

左冠状动脉汇入肺动脉

图 2-5-5　冠状动脉造影　　　图 2-5-6　冠状动脉造影

【鉴别诊断】

- 心内膜弹力纤维增生症：婴儿期左心室扩大，心内膜回声增粗，收缩功能降低；但冠状动脉起源及走行可以正常，也可以合并主动脉缩窄、主动脉瓣闭锁、二尖瓣闭锁、左心发育不良综合征等；组织病理学上确诊须行心内膜心肌活检。
- 心肌炎：心脏增大，心肌酶增高，但冠状动脉起源及走行正常，可以排除。

【分析讨论】

- 室间隔内异常血流信号：冠状动脉血管不是超声心动图常规扫查的项目，往往被漏诊。从这个病例得出，室间隔内异常血流信号提示冠状动脉起源异常。由于左冠状动脉发自肺动脉，该血管系统内压力明显低于右冠状动脉，导致左冠状动脉血流逆流而"窃血"，发生冠状动脉内吻合，形成动脉血向静脉血的左向右分流，形成相应的心肌缺血。ALCAPA 根据心肌内冠状动脉侧支建立情况分成人型和婴儿型。婴儿型心肌内侧支循环的建立比较差，自然预后及内科治疗均不好。90% 的患者在 1 岁以内因左室心肌缺血、心肌梗死、心力衰竭而死亡，不到 10% 的患者能生存到成年。成人型侧支循环良好，预后相对较好。有相当一部分患者无任何症状，只是在健康体检中被发现。主要是因为左、右冠状动脉之间建立了良好的侧支循环，使患者得以继续生存。冠状动脉造影证实本例患者侧支循环建立良好，属于成人型；由于该患者侧支循环良好，胸疼的症状最近才出现。超声观测左室壁心肌运动尚协调，左心室射血分数在正常范围。此患者丰富的侧支循环使得左冠状动脉有丰富的血流灌注，左心室功能正常。因此，该患者目前未进行任何治疗。

- 合并畸形：冠状动脉起源异常多独立存在，但偶尔也可合并其他先天性心脏异常，如室间隔缺损、动脉导管未闭、主动脉缩窄、法洛四联症等。本例患者合并房间隔缺损，比较少见。

- 影像学检查：多排 CT、MRI、CTA 都是诊断冠状动脉解剖异常的良好方法。心脏 CT 虽然无创有效但有辐射，而且需要注射造影剂。随着超声心动图新技术的发展，该技术成为首选检测手段，不但无创、无辐射，而且花费少、可重复、便捷。在这个病例中，一般首先发现房间隔缺损可以解释右心增大，往往会漏诊 ALCAPA。ALCAPA 的征象会被房间隔中部连续性中断掩盖，尤其是成人型的 ALCAPA 无明显的临床症状或只有胸痛。这就需要超声医师仔细观察冠状动脉的异常起源，包括管径、位置、走行、血流方向，同时评价左心室功能，观察合并的其他心血管畸形，彩色多普勒超声观察室间隔侧支循环的形成情况等。本例患者的诊断强调了在扫查患者时要密切注意每个异常，包括室间隔内异常丰富的血流信号和冠状动脉起源的位置等，Rha 和 Kim 分别报道成人型 ALCAPA 通过超声心动图显示的扩张的右冠状动脉和室间隔丰富的血流这两个线索进行诊断，后分别经过冠状动脉造影和多排 CT 确诊。

- 经验教训和启示：①不满足单纯房间隔中部连续性中断的诊断，诊断先天性心脏病时一定注意合并畸形的诊断；②所有的患者均有必要观察二维和彩色多普勒超声成像时冠状动脉的解剖走行；③超声医师要不断提高诊断意识，不能轻易放过任何可疑的征象。本病例中室间隔内丰富的侧支循环和右冠状动脉增宽是一个很重要的线索，有时可能就是由于一个不太明显的征象促使超声医师寻找其他心脏异常，才会减少漏诊，最终提高冠状动脉起源异常的诊断率。

【附录】

本病例已发表：WANG Q，LI R，SUN Y，et al. Occult anomalous origin of the left coronary artery from the pulmonary artery with atrial septal defect initially visualized by transthoracic echocardiography.Chinese Medical Journal，2013，126（14）：2793-2794.

病例 6

左冠状动脉异常起源于肺动脉：术后超声改变及肺动脉内隧道吻合口瘘

【病史、体征及相关检查】

病史：患者男性，22 岁。自诉 3 年前无明显诱因出现活动后胸闷不适，尤其在剧烈的体育运动后明显，休息后症状缓解。曾因体检时发现心脏杂音来医院就诊，超声心动图提示"左冠状动脉异常起源于肺动脉"。半年前在首都医科大学附属北京安贞医院行"肺动脉内隧道成形术"对异常起源冠状动脉进行矫治，现术后半年要求复查。

体征：胸前区听诊可闻及连续性"吹风样"杂音，心率 70 次／分。

心电图：窦性心率，左心室肥厚。

手术记录：常规开胸、体外循环下行"肺动脉内隧道成形术"。术中见左冠状动脉开口于肺动脉主干后壁，直径为 5 mm。于主、肺动脉侧面做端端吻合，直径为 6 ～ 7 mm，取肺动脉前壁宽约为 8 mm 的肺动脉组织连续缝合，将左冠状动脉主干与主、肺动脉侧口相连，形成肺动脉内隧道，再以牛心包片修补肺动脉前壁缺损。

【超声心动图表现】

- 左室长轴切面：各房室大小正常，室壁厚度及运动正常，各瓣膜形态活动正常，未见反流。
- 心底短轴切面：右冠状动脉起源于右冠窦，开口内径增宽，内径约为 7 mm（图 2-6-1）。左冠状动脉主干增宽，肺动脉内侧可见与肺动脉平行的"隧道样"结构（肺动脉内隧道）连接左冠状动脉与主动脉（图 2-6-2），其主动脉开口位置较正常左冠状动脉开口位置前移。CDFI 可见花色血流信号自主动脉流入肺动脉内隧道及左冠状动脉内（图 2-6-3）。肺动脉内隧道与左冠状动脉连接处前壁可见回声中断缺损（图 2-6-4），CDFI 于缺损处可见花色血流信号流入肺动脉内（图 2-6-5）。

CW 显示缺损处血流为连续性高速湍流频谱，最大流速约为 356 cm/s（图 2-6-6）。

- **肺动脉长轴切面**：受肺动脉内隧道结构挤压，肺动脉主干近端管腔内径变窄，远端及左右分支内径正常（图 2-6-7），CDFI 显示肺动脉内呈花色血流信号（图 2-6-8），PW 提示收缩期肺动脉内血流流速增快，最大流速约为 320 cm/s，压差为 41 mmHg（图 2-6-9）。
- **左室短轴切面**：CDFI 显示室间隔心肌组织内见星点状侧支血流信号（图 2-6-10）。

【超声心动图提示】

左冠状动脉异常起源矫治，肺动脉内隧道成形术后
肺动脉内隧道吻合口瘘，大动脉水平左向右分流
肺动脉主干近端轻度狭窄

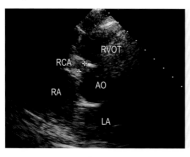

心底短轴切面见右冠状动脉起源正常，开口内径增宽，约为 7 mm

图 2-6-1
右冠状动脉主干增宽

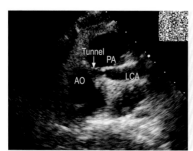

大动脉短轴切面，左冠状动脉可见增宽，并可见一隧道结构连接主动脉与左冠状动脉（箭头）

图 2-6-2
肺动脉内隧道（动态）

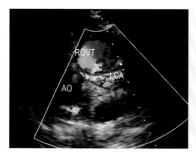

大动脉短轴切面，肺动脉内隧道及左冠状动脉内可见花色血流信号

图 2-6-3
肺动脉内隧道血流

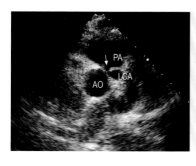

大动脉短轴切面可见左冠状动脉主干增宽，内隧道前壁可见回声中断，与肺动脉管腔相通（箭头）

图 2-6-4
肺动脉内隧道吻合口瘘

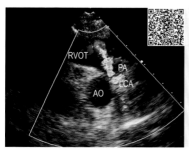

大动脉短轴切面于内隧道吻合口缺损处可见花色血流信号流入肺动脉内

图 2-6-5
肺动脉内隧道吻合口瘘血流
（动态）

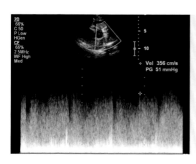

CW 显示吻合口瘘处血流为全心动周期高速湍流，最大流速约为 356 cm/s

图 2-6-6
肺动脉内隧道吻合口瘘血流频谱

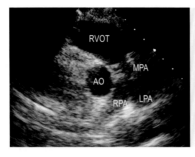

肺动脉主干近端管腔内径变窄，远端及左右分支内径正常

图 2-6-7
肺动脉近端狭窄

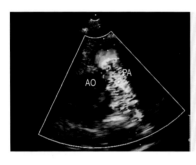

CDFI 显示收缩期肺动脉内呈花色血流信号

图 2-6-8
肺动脉血流

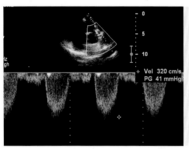

PW 显示收缩期肺动脉内流速增快，最大流速约为 320 cm/s

图 2-6-9
肺动脉血流频谱

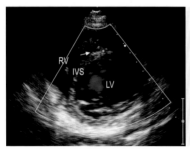

左室短轴切面，CDFI 显示室间隔心肌内可见星点状血流信号（箭头）

图 2-6-10
室间隔心肌内侧支血流

【诊断要点】

- 肺动脉内隧道：正常左冠状动脉开口处未见左冠状动脉主干与之相通，其开口位置前移，通过与肺动脉平行的隧道结构与主动脉相通，CDFI 显示主动脉血流经隧道结构流入左冠状动脉。
- 内隧道吻合口瘘：隧道样结构与冠状动脉或主动脉连接处管壁可见回声中断，CDFI 可见花色血流信号流入肺动脉，CW 为连续性高速湍流频谱。
- 肺动脉狭窄：肺动脉主干受内隧道结构挤压，内径变窄，CDFI 及 PW 提示肺动脉内血流流速增快。

【鉴别诊断】

- 右冠状动脉 – 肺动脉瘘：①右冠状动脉增宽，正常起源于右冠状动脉窦，瘘口位于肺动脉；②左冠状动脉内径正常；③心肌内无侧支循环血流信号，左、右冠状动脉内的血流走向正常。
- 左冠状动脉异常起源于肺动脉：①左冠状动脉增宽，异常起源于肺动脉，血流由左冠状动脉流入肺动脉；②右冠状动脉增宽；③心肌内侧支循环血流信号丰富，血流方向由右冠状动脉供血区域经侧支循环进入左冠状动脉供血区域。

【分析讨论与经验体会】

- 左冠状动脉异常起源于肺动脉：是一种少见冠状动脉畸形，新生儿发病率约 1/30 万。由于 ALCAPA 预后较差，1 岁以内死亡率高达 80% ~ 90%，因此往往需要早期手术干预，而手术治疗大多数预后良好。
- 手术方式：包括冠状动脉单纯结扎术和冠状动脉重建术，由于前者术后死亡率较高，因此目前应用较少，大部分多采用后者。冠状动脉重建术则包括左冠状动脉再植术、肺动脉内隧道术（又称 Takeuchi 术）和冠状动脉旁路移植术（又称冠状动脉搭桥术）。左冠状动脉再植术是将左冠状动脉开口及周围肺动脉壁剪下后直接移植于升主动脉，再修补肺动脉壁。肺动脉内隧道术则是先切开肺动脉在主动脉上打孔，人为制造一个"主 – 肺动脉窗"，再采用血管片、自体心包片或人工血管在肺动脉内建立管道，一端连接"主 – 肺动脉窗"，另一端连接左冠状动脉在肺动脉的异常开口，主动脉血经此管道流入左冠状动脉。旁路移植术是先结扎左冠状动脉异常开口，再利用自体大隐静脉、胸廓内动脉或锁骨下动脉、人工血管等在左冠状动脉与主动脉之间搭桥。婴幼儿患者多采用冠状动脉再植术和肺动脉内隧道术，成年患者多采用肺动脉内隧道术和旁路移植术。

- **术后超声评估**：主要在于观察左冠状动脉到肺动脉的分流是否阻断及主动脉向左冠状动脉的正常血供是否恢复。其评估内容包括评价重建冠状动脉系统、手术并发症、左心室形态和功能等方面。对重建冠状动脉系统的评估主要包括以下几个方面。

  - 重建内隧道和左冠状动脉的通畅性和并发症评价：内隧道血流流速增快时，提示可能存在吻合口或人工管道狭窄。并发症评价则包括有无吻合口瘘、肺动脉是否狭窄等，吻合口瘘多见于肺动脉内隧道术患者。少量吻合口瘘无须二次手术，有可能会自行消失，分流量较大时则需要二次手术进行干预。此外，由于肺动脉内隧道结构会占据一部分肺动脉管腔，因此容易形成肺动脉瓣上狭窄，此时超声可观察到肺动脉瓣上流速增快，彩色多普勒超声为花色血流信号。

  - 右冠状动脉及侧支冠状动脉血管的变化：包括增宽的右冠状动脉内径是否回缩，其内增快的血流是否恢复正常及侧支血管是否变细、变少和侧支内血流方向是否由逆向转为前向。本例患者超声结果显示室间隔内侧支血流信号明显变细、变少，表明由于左冠状动脉现已由升主动脉供血，侧支两侧压力平衡，侧支循环因缺少血供而逐渐萎缩。由于冠状动脉内径回缩还需要一定的时间，因此需要定期随访。

- **超声心动图的价值及特征**：可直接观察到异常起源的左冠状动脉、内隧道结构及异常的血流信号，因而能做出明确的诊断。其声像图特点主要为：①肺动脉内侧可见平行于肺动脉的隧道结构连接左冠状动脉与主动脉；② CDFI 显示血流自主动脉经隧道流入左冠状动脉；③存在吻合口瘘时，隧道与左冠状动脉或主动脉连接处可见异常血流流入肺动脉，频谱多普勒显示为连续性高速血流频谱。

- **经验体会**：①由于内隧道管腔结构并非直线走行，因而在探查时需要根据其走行方向改变扫查角度，完整显示其管腔结构及其与主动脉和左冠状动脉的连接情况；② CDFI 有助于发现异常血流，但需要与其他冠状动脉疾病鉴别；③了解手术方式和手术经过非常重要，了解清楚之后才能有的放矢地进行超声检查。

病例 7

左前降支异常起源于右冠状动脉：合并法洛四联症

【病史、体征及相关检查】

病史：患者 2 岁。发现发绀及心脏杂音 1 月余。

体征：皮肤发绀，胸骨右缘第二肋间可闻及 3 级收缩期杂音。

【超声心动图表现】

- 左室长轴切面：右心室前后径增大，右室前壁增厚，主动脉前壁与室间隔连续性中断，主动脉明显前移，骑跨于室间隔上（图 2-7-1）。右冠状动脉稍增宽，CDFI 显示收缩期可见来自右心室以蓝色为主的血流束和来自左心室以红色为主的血流束同时流入主动脉，同时可见少量红色血流束自左心室流入右心室（图 2-7-2）。

- 心底短轴切面：室间隔可见连续性中断；右冠状动脉内径增宽，并可见左冠状动脉前降支异常起源于右冠状动脉，横过右心室流出道（图 2-7-3）。右心室室壁增厚，右室流出道及肺动脉主干内径减小，左冠状动脉仅发出回旋支，未见前降支。CDFI 显示右室流出道和主、肺动脉内可见以蓝色为主的"五彩镶嵌样"的细窄射流束（图 2-7-4）。

【超声心动图提示】

先天性心脏病

左前降支异常起源于右冠状动脉

法洛四联症

【诊断要点】

- 左前降支异常起源于右冠状动脉：右冠状动脉增宽，冠状动脉左前降支起源于右冠状动脉；左冠状动脉只向后发出回旋支，无前降支分出。

■ 法洛四联症：肺动脉狭窄，主动脉骑跨，室间隔缺损，右室壁
  肥厚。

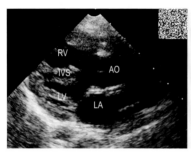

胸骨旁左室长轴见主动脉前壁与室
间隔连续性中断，主动脉骑跨于室
间隔之上，右冠状动脉较正常增宽

图 2-7-1
室间隔缺损，主动脉骑跨，右
冠状动脉内径增大（动态）

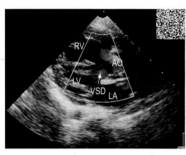

胸骨旁左室长轴切面 CDFI 可见主
动脉接受来自左心室和右心室的血
流，同时可见室间隔左向右分流
信号（箭头）

图 2-7-2
心室水平双向分流（动态）

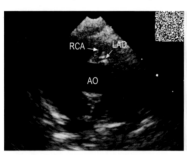

高位心底短轴切面可见前降支（黄
箭头）异常起源于右冠状动脉（白
箭头），并横过右室流出道

图 2-7-3
前降支起源于右冠状动脉
（动态）

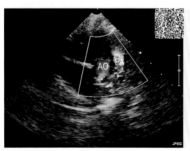

心底短轴切面可见主、肺动脉内以
蓝色为主的"五彩镶嵌样"的细窄
射流束

图 2-7-4
肺动脉狭窄（动态）

【鉴别诊断】

- **冠状动脉瘘**：冠状动脉扩张，与心脏血管或房室间有交通，冠状动脉起源无异常。
- **左冠状动脉主干闭锁**：右冠状动脉扩张，左冠状动脉窦内未见冠状动脉的开口，肺动脉内亦未发现冠状动脉的开口。
- **右室双出口**：当法洛四联症主动脉骑跨较重时，两个较相似。主动脉与肺动脉失去环绕关系，呈平行排列。
- **法洛三联症**：法洛三联症无室间隔缺损和主动脉骑跨现象。
- **永存动脉干**：也有室间隔缺损和大动脉骑跨现象，但仅有一根大动脉及一组半月瓣，肺动脉及其分支均起源于大动脉。

【分析讨论】

- **法洛四联症合并冠状动脉畸形**：超声心动图术前明确诊断法洛四联症的符合率达99%，但易漏诊合并的冠状动脉畸形，敏感度只有15%，据报道法洛四联症合并冠状动脉畸形的发病率约18%，其中合并左前降支异常起源于右冠状动脉约5%。
- **冠状动脉异常起源的合并畸形**：据文献报道，冠状动脉异常起源可合并冠状动脉发育不良、大动脉转位、永存动脉干、主动脉肺动脉间隔缺损、心肌梗死、风湿性心脏病、冠状动脉瘘。在常规超声心动图扫查切面中，要重视心底短轴切面，明确冠状动脉的开口及走行。首先要确定异常起源的冠状动脉开口部位，再追踪其血管走行。由于异常起源的冠状动脉血管开口部位及走行途径多变，在观察中应从多个切面观察，以便尽可能清楚地显示其开口及走向。
- **本病例的特点**：本例超声心动图诊断法洛四联症合并左前降支起源于右冠状动脉后已经手术证实。术后超声要评估重建冠状动脉系统，评估手术并发症及左心室形态和功能。对重建冠状动脉系统的评估主要为：冠状动脉及其侧支血管的变化；重建血管的通畅性及吻合口是否狭窄；重建血管的完整性，包括有无吻合口瘘。
- **超声心动图漏诊分析**：近年来，随着二维超声的分辨率及彩色多普勒超声的敏感度的不断提高，以及超声心动图具有无创性及可重复性的优点，其成为诊断冠状动脉起源异常的重要方法。但由于多种原因仍有部分冠状动脉起源异常在超声心动图检查中被漏诊或误诊，分析引起冠状动脉起源异常被漏诊及误诊的原因主要有以下几个方面：①透声条件差，检查时患儿不合作；②超声仪器增益和压缩设置及探头频率的选择不合理；③与操作者的经验、对该合并畸形的认识及重视程度密切相关，操作者检查不够全面，不够仔细认真，只关注心内结构及大血管畸形，忽略并发的冠状动脉畸形。

- 观察冠状动脉畸形时应遵循以下原则：①对不合作的患儿给予充分镇静；②最好调低增益和压缩设置以减少伪像，并使用高频探头提高空间分辨率；③可采用胸骨旁大动脉短轴观显示左冠状动脉起于主动脉左冠窦，顺时针方向旋转探头，略向头侧成角以显示左前降支走行于前室间沟，也可见回旋支起始部，较前略高胸骨旁短轴显示右冠状动脉，注意圆锥支的大小和走行，若在这一切面看到一冠状动脉发自近端右冠状动脉，追踪该冠状动脉走行至前室间沟，且观察左冠状动脉时未找到左前降支即为左前降支异常起源于右冠状动脉；④在高位大动脉短轴观水平观察时，尽量应用多个切面。

- 经验体会：严格按照操作诊断程序对冠状动脉起源及近端走行多角度、多切面进行充分扫查，并结合患者的相关临床资料能大大降低误诊率及漏诊率，有利于早期明确诊断，指导手术治疗，从而提高患者的生存率。

病例 8

左冠状动脉异常起源于肺动脉：
合并降落伞二尖瓣

【病史、体征及相关检查】

病史：患者男性，11 个月 25 天，体检发现心脏杂音 10 月余。

体征：双肺听诊呼吸音稍粗，心前区无隆起及凹陷，未触及震颤，心相对浊音界无扩大，心尖冲动于第四肋间锁骨中线，心率110 次 / 分，心律齐，心尖部可闻及收缩期"吹风样"杂音 3/6 级，双下肢无水肿。

【超声心动图表现】

- 左室长轴切面：左心房、左心室增大；二尖瓣开放受限，腱索回声增强（图 2-8-1）。
- 心底短轴切面：于左冠窦与肺动脉间可见一血管走行（图 2-8-2）；CDFI 显示该血管内可见蓝色血流信号，另于主肺动脉中段可见以红色为主的异常血流信号进入肺动脉，血流束宽度约为 2.5 mm（图 2-8-3）。右冠状动脉起源正常。
- 四心腔切面：左心房、左心室增大，二尖瓣附着在单组粗大的乳头肌上，腱索增粗，回声增强，收缩期可见明显关闭间隙（图 2-8-4）；CDFI 显示二尖瓣收缩期大量血流信号反流入左心房（图 2-8-5）。

【超声心动图提示】

先天性心脏病

左冠状动脉起源于肺动脉

降落伞二尖瓣并关闭不全

左心扩大

【诊断要点】

- 左冠状动脉起源异常：大动脉短轴切面左冠窦未探及左冠状动脉开口，左冠状动脉异常起源于主肺动脉，左冠状动脉异常开口于肺动脉内可见异常血流信号。

■ 降落伞二尖瓣：二尖瓣附着在单组粗大的乳头肌上。

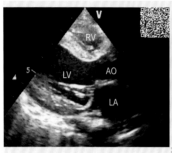

左室长轴切面显示左心房、左心室增大；二尖瓣开放受限，腱索回声增强

图 2-8-1　左心房、左心室增大
（动态）

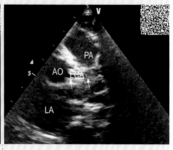

心底短轴切面于左冠窦与肺动脉间可见一血管走行（箭头，LCA？）

图 2-8-2　左冠窦与肺动脉间血管
（动态）

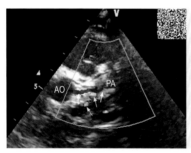

CDFI 显示上图血管内可见蓝色血流信号（白箭头）；另于主肺动脉中段可见以红色为主的异常血流信号进入肺动脉，血流束宽度约为 2.5 mm（黄箭头）

图 2-8-3
肺动脉内异常血流信号（动态）

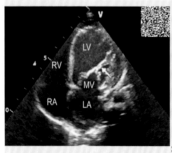

四心腔切面可见左心房、左心室增大，二尖瓣附着在单组粗大的乳头肌上，腱索增粗，回声增强（箭头）

图 2-8-4　单组乳头肌（动态）

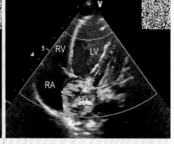

四心腔切面 CDFI 显示二尖瓣收缩期大量血流信号反流入左心房

图 2-8-5　二尖瓣大量反流（动态）

【鉴别诊断】

- 心内膜弹力纤维增生症：超声表现为左心室扩大，内膜回声增强，冠状动脉起源异常可合并心内膜弹力纤维增生症。
- 心肌炎：超声心动图有心脏扩大等表现，常合并心律不齐，需结合临床判断。

【其他影像及诊治经过】

- 冠状动脉 CT 检查：证实了超声心动图的诊断。CT 三维重建图像显示左冠状动脉发自肺动脉干，开口起源异常，左前降支及回旋支走行、分布正常；右冠状动脉增宽，发自右冠状动脉窦（图 2-8-6）。

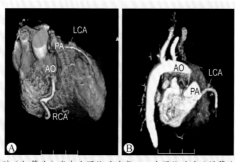

A. 右冠状动脉（红箭头）发自右冠状动脉窦；B. 左冠状动脉（绿箭头）发自肺动脉干，开口起源异常

图 2-8-6 三维心脏 CT 图像

- 手术治疗：患儿行"左冠状动脉异位起源于肺动脉干矫治 + 二尖瓣成形术"。术中探查左冠状动脉开口于肺动脉，在肺动脉主干根部的左前侧，位于主 – 肺动脉间隔内，然后绕肺动脉干向后向左走行。切开肺动脉见左冠状动脉开口于肺动脉主干根部的左前侧，将左冠状动脉开口带部分肺动脉壁做纽扣状游离，仔细并充分游离左冠状动脉近心端，在主动脉相应位置打孔，将左冠状动脉开口用 7-0 滑线重新缝合到主动脉上，用自体心包修补肺动脉缺损，切开右心房及房间隔，探查见二尖瓣后瓣 P2 局部脱垂并腱索延长，给予楔形切除，间断缝合后瓣瓣叶并加固瓣环，测试成形效果好。
- 手术结果证实：①左冠状动脉起源于肺动脉干；②降落伞二

尖瓣。

【分析讨论与经验体会】

- **左冠状动脉起源于肺动脉**：是一种罕见的冠状动脉异常，新生儿发病率为 1/30 万，占先天性心脏病的 0.24% ～ 0.46%，1 岁以内死亡率高达 90%。尽早手术是目前唯一的治疗方法，也是提高生存率、改善预后的关键。

- **病理改变及血流动力学特点**：Agustsson 根据左、右冠状动脉间侧支循环建立的程度将 ALCAPA 分为婴儿型和成人型。ALCAPA 系左冠状动脉起源于压力很低又系静脉血的肺动脉。出生后，动脉导管的存在和较高的肺血管阻力使左冠状动脉得到较好的灌注和氧合血，但随着动脉导管的关闭和肺血管阻力的自然下降，肺动脉压力及肺动脉血氧含量明显下降，一方面左冠状动脉血流灌注明显减少，影响了心肌供血，另一方面也产生代偿性冠状动脉血流再分布，刺激侧支循环产生，心肌缺血程度取决于侧支循环产生的情况。左心室前侧壁二尖瓣的乳头肌最容易受影响，临床表现为左心室功能不全和二尖瓣反流。如果此阶段患者左、右冠状动脉间极少，或者缺乏侧支血管的建立，即婴儿型 ALCAPA，由于左心室心肌灌注不良，预后极差，会很快因心肌梗死、心力衰竭而死亡，而约 10% 的患者左、右冠状动脉循环之间存在或形成丰富的侧支血管，即成人型 ALCAPA，来自右冠状动脉的血流就可以通过侧支血管进入左冠状动脉，同时由于肺动脉压力低，还有一部分流入肺动脉，造成了冠状动脉"窃血"现象，也会影响心肌的血液供应。当需氧增加时如哭闹、发热等，心肌缺血就发展成心肌梗死，形成充血性心力衰竭。如果心肌缺血较晚发生，少数患儿可存活至青少年甚至成年人。

- **超声心动图的价值**
  - 超声心动图诊断 ALCAPA 时需排除各种影响：当左冠状动脉起源于肺动脉右后侧壁时，超声心动图在主动脉短轴切面相当于时钟 3 ～ 4 点钟处可见左冠状动脉壁与主动脉壁重叠，二维图像显示非常类似于左冠状动脉起源于主动脉。心包横窦在超声上表现为大动脉短轴切面时钟约 4 点钟位置可见条状无回声区，直径与正常左冠状动脉宽度相近，易将心包横窦误诊为左冠状动脉开口于主动脉左冠窦，从而对起源于肺动脉的左冠状动脉放松警惕。

- 直接征象：冠状动脉窦未能探及明确左冠状动脉开口，于肺动脉窦部可探及其开口，CDFI 显示左冠状动脉向肺动脉连续性分流，心肌内探及右向左侧支循环血流。右冠状动脉起源正常，内径增宽，血流速度增快。

- 间接征象：左心增大，肺动脉增宽，室壁运动减弱，二尖瓣反流等。该病临床表现缺乏特异性，易被误诊或漏诊而耽误治疗时机。超声心动图具有无创、可重复、费用低等优点，能清楚地显示冠状动脉起源及走行、血流情况，能够早期诊断 ALCAPA，有助于及时行手术治疗，降低死亡率，超声医师需加强 ALCAPA 的诊断意识。

■ **左冠窦与肺动脉间血管的分析**：本病例心底短轴切面二维图像在左冠窦与肺动脉间显示一血管，CDFI 也可见血流信号。起初认为是异常起源于肺动脉的左冠状动脉（图 2-8-2）。但从解剖和血流动力学上分析存在问题：①如该血管为异常起源于肺动脉的左冠状动脉，其血流信号为蓝色，由肺动脉逆向灌注至冠状动脉再流向主动脉，说明肺动脉压力高于主动脉压力，此血流动力学表现可存在于新生儿和较小的婴儿，因出生后的一段时间肺动脉压力可以大于主动脉压力。此病例患儿近 1 周岁，主动脉压力应大于肺动脉压力；②冠状动脉 CT 未显示、外科手术未探及该血管；③ CDFI 显示在肺动脉中部可见红色血流信号进入肺动脉（图 2-8-3），此为异常起源于肺动脉的左冠状动脉，血流方向为冠状动脉流向肺动脉，由右冠状动脉经侧支循环流入左冠状动脉，再进入肺动脉，与冠状动脉 CT 和外科手术结果一致；④由于留存图像的限制，不能确定图 2-8-2 和图 2-8-3 所显示的"左冠窦与肺动脉间血管"的具体结构。

■ **治疗及预后分析**：ALCAPA 诊断即是手术治疗适应证，治疗的原则是重建双冠状动脉系统。对于婴儿型 ALCAPA 冠状动脉再植入主动脉可以达到真正意义的生理和解剖双重矫治，手术近、远期疗效已被证实。对于成人型 ALCAPA，治疗方法首选冠状动脉再植术，对于并发中度以上二尖瓣反流者，应积极行瓣膜修复术。

病例9
左冠状动脉异常起源于右冠窦：并发冠状动脉狭窄及心肌缺血

【病史、体征及相关检查】

病史：患者女性，7 岁。运动中突发晕厥。

体征：未见明显异常。

相关检查：实验室检查显示心肌酶增高。心电图显示前壁导联 ST-T 改变。

【超声心动图表现】

- 左室长轴切面：室间隔中下段运动减低，M 型超声测量 EF 为 60%。
- 心底短轴切面：未显示左冠状动脉发自左冠窦，探及一异常血管（左冠状动脉）发自右冠窦，起始处成锐角向左后走行经两大血管间至左冠窦附近，并延续为左前降支及回旋支，分支未见明显异常。走行于两大动脉间的血管内径偏细（图 2-9-1）。CDFI 显示该血管内探及"五彩镶嵌样"高速血流（图 2-9-2）。
- 左室短轴切面：左室前壁中下段室壁运动及增厚率明显减低（图 2-9-3）。
- 心尖两心腔切面：左室前壁中下段室壁运动及增厚率明显减低，余室壁运动尚可（图 2-9-4），心内血流未见明显异常。

【超声心动图提示】

先天性心脏病

左冠状动脉异常起源于右冠窦

左冠状动脉主干狭窄

节段性室壁运动异常

左心室收缩功能正常范围

【诊断要点】

- 症状：运动相关性晕厥。

- 左冠状动脉起源于右冠窦：右冠窦除发出右冠状动脉外，另探及一支冠状动脉发出，向左冠分布区走行；左冠窦无冠状动脉发出。
- 左冠状动脉主干狭窄：左冠状动脉起始呈锐角，走行两大动脉间血管血流速度加快，左冠状动脉分布区节段性室壁运动异常。

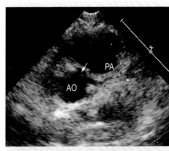

主动脉短轴切面见左冠状动脉走行于主动脉和肺动脉之间（箭头）

图 2-9-1
左冠状动脉起源及走行

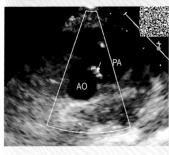

主动脉短轴切面见左冠状动脉走行于主动脉和肺动脉之间，血流加快（箭头）

图 2-9-2 左冠状动脉狭窄
（动态）

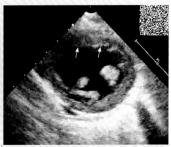

左室短轴切面见左室前壁中下段室壁运动及增厚率减低（箭头）

图 2-9-3 节段性室壁运动异常
（动态）

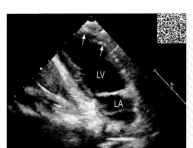

心尖两心腔切面见左室前壁中下段室壁运动及增厚率明显减低（箭头）

图 2-9-4
节段性室壁运动异常（动态）

【鉴别诊断】

■ **左冠状动脉起源正常**：在大动脉短轴切面可探及左冠状动脉开口于左冠窦，并与前降支及回旋支连续，与主动脉连接处内径常有增宽，呈"小喇叭口样"，连接圆滑不生硬。起源于右冠窦的左冠状动脉虽然也途经左冠窦附近，但与左冠窦无延续性，或连接生硬，部分切面显示左冠状动脉似插入主动脉内较深，且无内径的变化。仔细探查主动脉及肺动脉间隙，可探及血管状回声并与左冠状动脉分支向延续。注意结合彩色多普勒超声，如存在狭窄可以探及血管内的"五彩镶嵌样"高速血流。

【相关检查及治疗经过】

■ **冠状动脉CT**：左冠状动脉主干起自右冠窦，走行在主动脉和肺动脉间的部分内径狭窄（图2-9-5）。提示左冠状动脉主干异常起源于右冠窦并狭窄。

■ **随访**：建议患者外科治疗，但患者自身原因拒绝手术。目前避免剧烈运动，门诊随访。

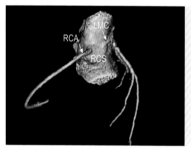

左冠状动脉主干（LMC）起自右冠窦（RCS），走行在主动脉和肺动脉间的部分内径狭窄

图2-9-5
冠状动脉CT图像

【分析讨论与经验体会】

■ **晕厥病史**：运动相关性晕厥或缺血性胸痛对本病的诊断提供非常重要的价值。

■ **冠状动脉供血障碍**：超声心动图时发现节段性室壁运动异常，这在儿童是非常罕见的。此时一定要注意探查冠状动脉起源及走行。

■ **右冠状动脉经左冠窦起始的血管走行**：右冠状动脉经左冠窦起始时，为了回归右冠状动脉分布区域，可经多种途径绕行。本类病例的左冠状动脉经两大动脉间走行，故起始角度较锐，血管壁内走行。由于左冠状动脉绕行后仍到达左冠窦附近，所以只是比正常走行的左冠状动脉向近心端多延续了一小部分，其后续走行均正常，如果不细致探查开口是否与右冠相连，仅探查常规右冠近段，常常导致漏诊。一定要多切面结合彩色多普勒超声扫查两者的连续性。冠状动脉发出处与冠状动脉窦的延续是平滑的，即起始处似"小喇叭口样"。如果非延续关系，仅是图像重叠，那么开口附近血管内径无变化，连接感生硬，并向管腔内部延续。大动脉短轴切面冠状动脉发出部位在彩色多普勒超声引导下，常会看到红色朝向探头的"小火苗样"改变，彩色略有汇聚感，如果不是冠状动脉发出点则一般无此变化。

■ 左冠状动脉异常起源于右冠窦的潜在危害：异常起源的右冠状动脉可经多途径回归右冠状动脉供血区。本例患者是经两大动脉间走行，该类患者起始处角度锐利，有一段冠状动脉为壁内走行。该类患者可出现运动性心源性晕厥，甚至猝死。这是一种先天性冠状动脉畸形，其机制为病变冠状动脉从对侧冠状窦发出后，沿主动脉壁呈较为狭窄的锐角伸出，其开口多呈"裂隙样"，激烈运动后，主动脉扩张和心排血量增加，可进一步导致其开口闭塞，壁内走行的冠状动脉受压，血流减少，导致心肌缺血。左冠状动脉异常起源于右冠窦伴壁内走行的患者发生猝死的风险明显高于右冠状动脉异常起源于左冠窦的患者。一般认为左冠状动脉起源于对侧冠状动脉窦伴壁内走行的患者无论是否有症状均应手术治疗。

病例 10

左冠状动脉起源异常于左冠窦致广泛前壁心肌梗死：超声可否判断前降支闭塞及存活心肌

【病史、体征及相关检查】

病史：患者男性，18 岁。某高校学生。胸闷、胸痛 5 小时。患者于 5 小时前即清晨 6：50 跑步时（连续跑步约 1500 m）突发胸闷、胸痛、气促，伴头晕、大汗、呕吐、四肢冰凉，无意识障碍、抽搐、大小便失禁。7：20 入校医院就诊。收缩压 70/50 mmHg，听诊双肺满湿啰音，心率 110 次/分。心电图胸前导联 T 波高尖，下壁导联 ST 段压低，心肌酶检查呈进行性升高。考虑急性心肌梗死，给予吸氧、心电监护、镇静、升血压、强心、利尿、解痉平喘等治疗。患者仍感胸闷、憋气，全身乏力，咳白色泡沫痰，血压无法维持正常水平。当日上午 11：00 首都医科大学附属安贞医院医师前往并给予体外膜肺氧合治疗，中午 12：00 转入该院治疗。既往在初中、高中时期两次跑步时感胸闷继而晕厥，2～3 分钟后自行清醒，当地医院体检未见明显异常。无高血压、冠心病、糖尿病病史。无结核、肝炎等传染病病史，无手术史、输血史，无药食过敏史。出生于陕西省，无疫区居住史，无吸烟史、酗酒史、治游史。在校大学生，未婚育，无家族遗传病史。

体征：体温 36 ℃，脉搏 90 次/分，呼吸 20 次/分，血压 60/40 mmHg，双肺细湿啰音，心率 90 次/分，心律齐，无额外心音，各瓣膜听诊区未闻及杂音。

心电图：广泛前壁 ST 段明显压低（图 2-10-1）。

【超声心动图表现】

■ 左室长轴切面：左心室大小基本正常，左室后壁运动明显减低（图 2-10-2）。心室 M 型超声显示室间隔运动增强，后壁运动减低（图 2-10-3）。

■ 心底短轴切面：左冠状动脉主干起源于左冠窦，开口向前方偏移（图 2-10-4）；CDFI 显示左冠状动脉主干开口处血流速度增快（图 2-10-5）。

- **左室短轴切面**：基底段左室短轴切面显示后室间隔及下壁运动尚可，余室壁运动普遍减低（图 2-10-6）。乳头肌水平左室短轴切面后室间隔及下壁运动尚可，余室壁运动普遍减低（图 2-10-7）。心尖水平左室短轴切面显示左室心尖各段室壁运动普遍减低（图 2-10-8）。

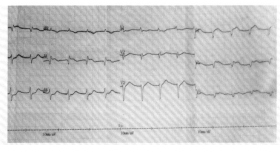

当日 12：52，心电图显示广泛前壁 ST 段明显压低

图 2-10-1 心电图

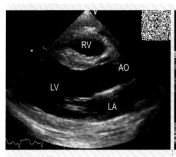

胸骨旁左室长轴切面显示左室后壁运动消失

图 2-10-2 左室后壁运动
明显减低（动态）

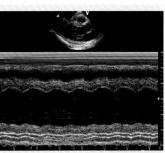

室间隔运动增强，后壁运动减低

图 2-10-3 心室 M 型超声

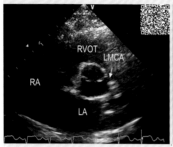
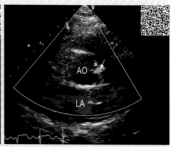

心底短轴切面显示左冠状动脉主干（LMCA）起源于左冠窦，开口向前方偏移（箭头）

图 2-10-4　左冠状动脉主干
开口前移（动态）

心底短轴切面 CDFI 显示 LMCA 开口处血流速度加快（箭头）

图 2-10-5　左冠状动脉主干
开口血流增快

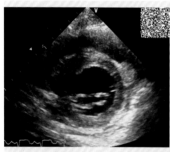
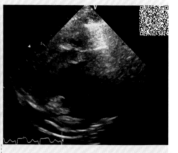

二尖瓣水平左室短轴切面显示前间隔、侧壁及后壁运动明显减低

图 2-10-6　室壁运动减低（动态）

乳头肌水平左室短轴切面显示前间隔、侧壁及后壁运动明显减低

图 2-10-7　室壁运动减低（动态）

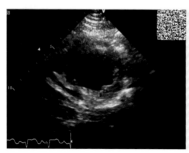

心尖水平左室短轴切面显示左室整个心尖部运动明显减低

图 2-10-8
室壁运动减低（动态）

- 心尖切面：四心腔切面显示左室侧壁及心尖各段运动消失（图2-10-9）。两心腔切面显示左室前壁及心尖各段运动消失，下壁心尖段呈矛盾运动（图2-10-10）。三心腔切面显示左室前间隔、后壁及心尖部各段运动消失（图2-10-11）。各室壁厚度正常，双平面测量EF为40%。

【超声心动图提示】

左冠状动脉起源于左冠窦，开口前移，开口处狭窄
节段性室壁运动异常
左室收缩功能减低

【诊断要点】

- 临床表现及病史：急性心肌梗死，晕厥病史。
- 左冠状动脉起始位置异常：左冠状动脉起始于左冠窦，开口位置前移，开口处速度加快，提示狭窄。
- 节段性室壁运动异常：表现为左冠状动脉供血区域的异常。

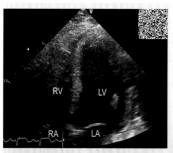

心尖四心腔切面显示室间隔、左室侧壁及整个心尖部运动明显减低

图 2-10-9
室壁运动减低（动态）

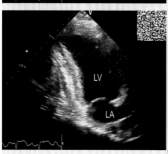

心尖两心腔切面显示左室前壁及心尖各段运动消失，下壁心尖段呈矛盾运动
图 2-10-10　室壁运动减低（动态）

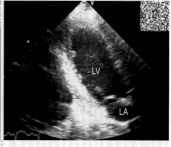

心尖三心腔切面显示左室前间隔、后壁及心尖部各段运动消失
图 2-10-11　室壁运动减低（动态）

【鉴别诊断】

- 冠心病：该患者冠状动脉左主干起源异常，导致左心室心肌缺血，表现为左室壁运动异常，室壁运动弥漫减低，与一般冠心病的表现相同。但该患者年龄 18 岁，既往无冠心病病史，冠状动脉造影等检查仅显示起始处狭窄，因此考虑为冠状动脉起始处异常所致。

- 心内膜弹力纤维增生症：表现为心内膜回声明显增强，左心室明显扩张，患者出现严重心功能不全的表现。冠状动脉起源亦可导致心内膜弹力纤维增生症。本病例节段性室壁运动异常表现明显，心内膜无明显改变。

【其他影像及诊治经过】

- 冠状动脉 CT：冠状动脉左主干起源于左冠窦，开口前移，起始部狭窄；余处冠状动脉未见异常（图 2-10-12，图 2-10-13）。
- 冠状动脉造影：冠状动脉左主干起始处狭窄，余处冠状动脉未见异常（图 2-10-14）。
- 冠状动脉血管内超声（IVUS）：冠状动脉左主干起始处狭窄，冠状动脉内无明显斑块（图 2-10-15）。
- 全院会诊
  - 患者心功能明显减低，治疗后不能恢复。
  - 明确左冠状动脉是否闭塞。
  - 明确是否有存活心肌。

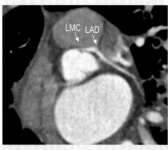 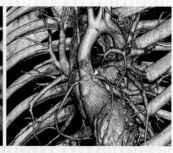

冠状动脉左主干起源于左冠窦，开口前移，起始部狭窄；余处冠状动脉未见异常

图 2-10-12 冠状动脉 CT 图像

冠状动脉左主干起源于左冠窦，开口前移，起始部狭窄（箭头）；余处冠状动脉未见异常

图 2-10-13 冠状动脉 CT
三维图像

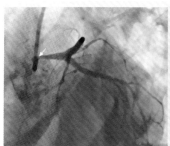
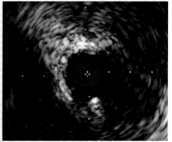

冠状动脉左主干起始处狭窄（箭头），余处冠状动脉未见异常

图 2-10-14　冠状动脉造影

冠状动脉左主干起始处狭窄，冠状动脉内无明显斑块

图 2-10-15　冠状动脉血管内超声

■ 超声心动图

- 多次床旁超声心动图显示 EF 为 20% ～ 32%（图 2-10-16）。

- 冠状动脉血流成像：前降支内可探及冠状动脉血流信号，PW 显示左冠状动脉中远段处血流频谱为正向。提示左冠状动脉未闭塞（图 2-10-17）。

- 斑点追踪成像：左室心肌应变分析显示整个左室心肌应变均减低，后间隔及下壁基底段和中间段减低程度较轻，左室心尖部及后壁基底段应变为正值（与正常相反，提示坏死心肌），其余室壁应变明显减低（图 2-10-18 ～图 2-10-20）。

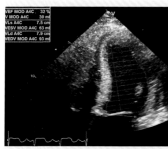
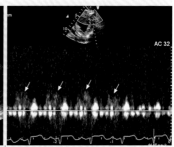

多次床旁超声心动图显示 EF 为 20% ～ 32%

图 2-10-16　心功能减低

冠状动脉血流成像于前降支中远段内可探及冠状动脉血流信号，PW 显示左冠状动脉中远段处血流频谱为正向（箭头）

图 2-10-17　冠状动脉前降支血流

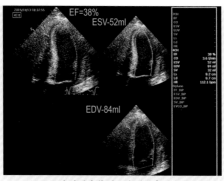

斑点追踪成像对心内膜的勾画

图 2-10-18　斑点追踪成像

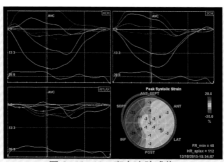

图 2-10-19　斑点追踪成像

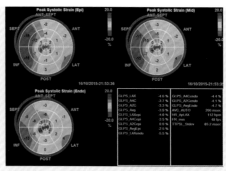

左室心肌分层应变分析，显示左室心内膜、心肌中层及心外膜心肌应变，后间隔及下壁基底段和中间段减低程度较轻，左室心尖部及后壁应变为正值（与正常相反），其余室壁应变明显减低

图 2-10-20　斑点追踪成像

- 核医学：心肌灌注成像显示后间隔及下壁基底段和中间段灌注尚可，余室壁心肌灌注减低（提示心肌缺血），灌注缺损面积为 67%（图 2-10-21）。正电子发射计算机断层成像（positron emission tomography，PET）显示灌注与代谢不匹配面积为 56%，心肌瘢痕面积（提示坏死心肌）为 12%（图 2-10-22）。
- 斑点追踪成像与核医学的比较：心肌缺血面积广泛，坏死心肌位于心尖部及后壁基底段，二者结果基本相符（图 2-10-23）。

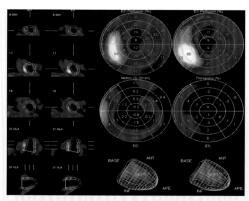

后间隔及下壁基底段和中间段灌注尚可，余室壁心肌灌注减低（提示心肌缺血）

图 2-10-21 心肌灌注成像

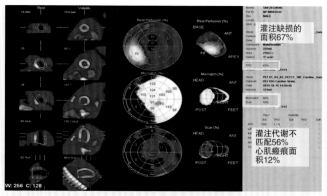

灌注与代谢不匹配面积为 56%，心肌瘢痕面积（提示坏死心肌）为 12%

图 2-10-22 代谢成像（PET）

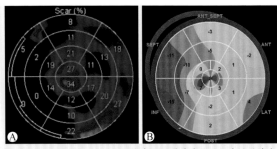

心肌缺血面积广泛，坏死心肌位于心尖部及后壁基底段，二者结果基本相符。
A. 核医学成像牛眼图；B. 超声斑点追踪成像心肌应变分析牛眼图
图2-10-23 斑点追踪成像与核医学的比较

【分析讨论】

■ 冠状动脉起源异常的分类：冠状动脉起源异常主要分为两大类。
①冠状动脉异常起源于肺动脉：解剖和血流动力学变化明显，发
病早，多有明显的临床表现；②冠状动脉异常起源于主动脉的其
他部位：解剖和血流动力学变化均不明显，多被忽略，与运动性
晕厥及猝死密切相关。冠状动脉起源异常是一种容易被漏诊的疾
病，需要结合患者的病史和冠状动脉造影结果做出明确诊断。

■ 运动性晕厥及猝死：正常左、右冠状动脉分别起源于主动脉的
左冠窦和右冠窦，左冠状动脉发生于左冠窦中1/3处，在肺动
脉根部和左心耳之间，到达心脏胸肋面，右冠状动脉自右冠窦
的后1/3发出，走行于肺动脉与右心耳之间，至右侧房室沟下
行，到达心脏右缘以后转向膈面继续走行于房室沟内，沿后纵
沟下降。该患者左主干开口部位向前方偏移更临近肺动脉。在
剧烈运动时人体需氧量增加，主动脉和肺动脉搏动幅度增加，
挤压起源位置变异的冠状动脉从而导致左主干供血区域的供血
不足，出现急性广泛前壁的心肌梗死。年轻患者急性广泛前壁
心肌梗死时要考虑到冠状动脉起源异常的可能，需要结合患者
病史，以及超声心动图、心电图、冠状动脉造影结果的综合分
析。本例患者在初中、高中时期两次在跑步时出现胸闷继而晕
厥，但未进行细致的病因排查，导致这次运动后出现大面积急
性心肌梗死。超声心动图不仅可以分辨出冠状动脉开口位置，
还可以对冠状动脉血流进行评估，对先天性冠状动脉起源异常
和冠心病的鉴别诊断起到重要作用，值得推广应用。

■ 冠状动脉血流成像：能够显示冠状动脉内血流信号的特殊超声

技术，经胸超声心动图可以显示。利用冠状动脉血流成像的彩色多普勒超声显示前降支的血流信号（两心腔切面沿前纵沟的部位寻找），正常血流方向由近端流向远端，表现为红色；再利用 PW 探测前降支的血流频谱，为正向频谱。本病例会诊讨论需要明确左冠状动脉是否闭塞，如左冠状动脉闭塞，前降支不能探及血流信号。冠状动脉血流成像时可显示前降支正向的血流，说明左冠状动脉没有闭塞。

■ 超声斑点追踪成像：斑点追踪成像技术就是在高帧频二维灰阶超声图像的基础上，采用最佳模式匹配技术追踪识别心肌内回声斑点的空间运动，并跟踪其在每一帧图像中的位置，标测不同帧之间同一位置心肌的运动轨迹，以此测算出心脏运动轨迹等参数。该技术能够分析的参数很多，重要的有左室长轴的应变。应变是反应心肌在心动周期过程中长度的变化，反映心肌应变的参数，即某一心肌节段长度变化的分数。应变没有单位，通常用分数或者百分数表达。

计算公式为：

● 应变 = （L1–L0）/L0

（L1 为心肌运动后的长度，L0 为心肌的初始长度）。

该指标能够定量分析心肌的运动，不受角度及周围心肌运动的影响。在左室长轴方向收缩期心肌是缩短的，应变为负值。当心肌缺血时应变减低，严重时甚至与正常相反表现为正值。牛眼图的颜色可以直观显示应变的情况，正常为负值，显示为大红色；应变逐渐减低，红色逐渐变浅；严重受损时与正常相反，表现为蓝色，蓝色由浅变深，病变越严重，深蓝色是极为严重的表现，提示可能为坏死或瘢痕心肌。本病例由于狭窄发生在左冠状动脉主干的起始部，心肌缺血和梗死范围为整个左冠状动脉的供血区，面积较大，患者心功能明显减低，恢复差。通过应变分析斑点追踪成像与核医学的比较：心肌缺血面积广泛，坏死心肌位于心尖部及后壁基底段，二者结果基本相符。

■ 病例启示：①左冠状动脉异常起源于左冠窦也可导致严重的冠状动脉狭窄，与运动密切相关，可产生运动性晕厥、心肌梗死甚至猝死；②超声新技术如冠状动脉血流成像可分析冠状动脉的血流状况，斑点追踪应变成像可定量分析心肌的功能，为临床提供客观的指标，解决临床问题。

病例 11

右冠状动脉异常起源于肺动脉：
无症状性改变

【病史、体征及相关检查】

病史：患者男性，30 岁。偶然胸闷前来体检，既往体健。

体征：胸前区听诊未闻及明显杂音，心率 52 次 / 分。

相关检查：心电图显示窦性心动过缓，大致正常心电图。实验室检查显示心肌酶仅磷酸肌酸激酶水平略高（214 U/L）。

【超声心动图表现】

- **左室长轴切面**：各房室大小正常，室壁厚度及运动正常，各瓣膜形态活动正常，未见反流。

- **心底短轴切面**：左冠状动脉起源于左冠窦，左主干及前降支均明显增宽，内径约为 7 mm（图 2-11-1）。右冠窦未见冠状脉发出，可见一支冠状动脉从主动脉前方绕行（图 2-11-2），向右侧走行，开口于肺动脉瓣上内侧（图 2-11-3）。CDFI 可见蓝色血流信号逆流入肺动脉内（图 2-11-4），PW 测得舒张期为主的连续性频谱，最大流速约为 150 cm/s（图 2-11-5）。

- **左室短轴切面**：CDFI 显示室间隔心肌组织内均可见丰富的血流信号，室间隔心肌内血流为蓝色由前间隔流向后间隔（图 2-11-6）；PW 显示为舒张期为主的频谱，最大流速为 80 cm/s（图 2-11-7）。

- **心尖切面**：心尖四心腔切面见心腔大小正常，CDFI 显示二、三尖瓣未见异常血流信号。心尖两心腔切面 CDFI 显示左室下壁为逆向的蓝色血流，PW 显示为舒张期频谱（图 2-11-8）。非标准三心腔切面 CDFI 显示左室前壁外侧冠状动脉前降支及分支血流信号丰富，分支内血流为蓝色（图 2-11-9）。

【超声心动图提示】

先天性心脏病

右冠状动脉异常起源于肺动脉

【诊断要点】

- 右冠状动脉开口于肺动脉：血流由右冠状动脉流入肺动脉（逆向）。
- 左冠状动脉扩张：正常起源于左冠窦，血流由主动脉流入左冠状动脉（正向）。
- 心肌内丰富的侧支循环：血流由左冠状动脉供血区域经侧支循环流向右冠状动脉供血区域。

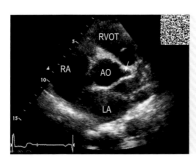

心底短轴切面见左冠状动脉起源于左冠窦，左主干及前降支均明显增宽（箭头）

图 2-11-1
左冠状动脉增宽（动态）

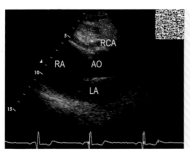

大动脉短轴切面于右冠窦内未见冠状动脉开口，右冠状动脉走行于主动脉前方

图 2-11-2
右冠窦无冠状动脉开口（动态）

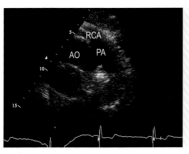

右冠状动脉异常开口于肺动脉根部

图 2-11-3
右冠状动脉异常开口

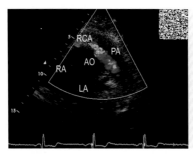

CDFI 显示右冠状动脉血流逆流入肺动脉

图 2-11-4
右冠状动脉异常开口（动态）

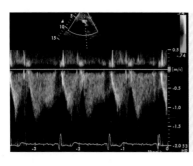

PW 显示血流为舒张期为主，流速约为 1.4 m/s

图 2-11-5
右冠状动脉异常开口处血流

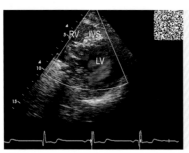

CDFI 显示室间隔心肌内可见丰富的血流信号，血流方向自前壁流向下壁，以蓝色为主

图 2-11-6
室间隔心肌内血流（动态）

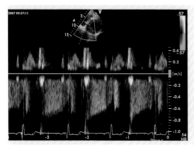

PW 显示为舒张期为主

图 2-11-7
室间隔心肌内血流频谱

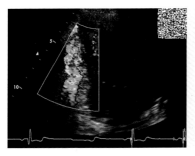

心尖两心腔切面 CDFI 显示下壁心肌内蓝色背离探头血流信号

图 2-11-8
左室下壁处冠状动脉血流
（动态）

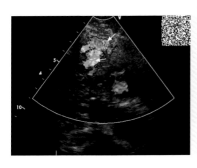

非标准三心腔切面 CDFI 显示左室前壁外侧冠状动脉前降支及分支血流信号丰富，分支内血流为蓝色（箭头）

图 2-11-9
左室前壁心肌内冠状动脉血流
（动态）

【鉴别诊断】

- 右冠状动脉 – 肺动脉瘘：①右冠状动脉增宽，正常起源于右冠状动脉窦，瘘口位于肺动脉；②左冠状动脉内径正常；③心肌内无侧支循环血流信号，左、右冠状动脉内的血流走向正常。
- 左冠状动脉异常起源于肺动脉：①左冠状动脉增宽，异常起源于肺动脉，血流由左冠状动脉流入肺动脉；②右冠状动脉增宽；③心肌内侧支循环血流信号丰富，血流方向由右冠状动脉供血区域经侧支循环进入左冠状动脉供血区域。

【其他影像及诊治经过】

- 冠状动脉 CT 检查及三维重建：左侧冠状动脉起源于左冠窦，左冠状动脉主干、前降支、回旋支明显迂曲扩张，前降支可见较多迂曲、粗大的分支。右冠状动脉起源于主肺动脉，从主动脉前方绕行至右侧，腔内密度明显高于肺动脉，与主动脉密度相近，右冠状动脉明显迂曲、扩张、增粗，可见较多走行迂曲的分支，其远端分支与左冠前降支远端分支相吻合（图 2-11-10）。
- 随访：患者无明显症状、体征，继续随访。

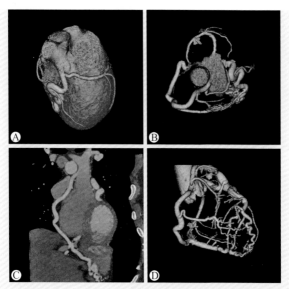

A. 左冠状动脉起源于主动脉，左前降支明显迂曲、扩张；B. 右冠状动脉绕行于主动脉前方，起源于肺动脉；C. 右冠状动脉曲面重建显示右冠状动脉起源于肺动脉，腔内密度明显高于肺动脉，与主动脉密度相近；D. 冠状动脉 CT 三维显示左、右冠状动脉均迂曲、扩张，并形成丰富的侧支循环网

图 2-11-10　冠状动脉 CT 成像

【分析讨论与经验体会】

■ 右冠状动脉起源于肺动脉：冠状动脉异常起源于肺动脉（anomalous pulmonary origins of the coronaries，APOC）是一类少见的先天性疾病，以 ALCAPA 较多见，右冠状动脉起源于肺动脉（anomalous right coronary artery from the pulmonary artery，ARCAPA）的发病率仅为 ALCAPA 的十分之一。据国外对 126 595 例冠状动脉造影结果进行统计，其发病率为 0.0008%，而 Williams 等人统计的 1885—2006 年个例报道共约 70 例，对国内文献检索仅见 1 例报道。由于其临床症状不典型，如对其认识不足易造成误诊或漏诊。

■ 病理改变及血流动力学特点：ARCAPA 最早于 1885 年由 Brooks 在尸检时发现，其主要病理改变为右冠状动脉异常起源于肺动脉，左冠状动脉起源正常。由于主动脉压力高于肺动脉压，因而左冠状动脉内血流顺压力梯度经迂曲、扩张的冠状动脉血管网和左、右冠状动脉之间的侧支循环自右冠状动脉逆流入肺动脉。

- **影像学诊断**：以往诊断本病主要依赖于 X 线下冠状动脉造影。1985 年由 Worsham 等人报道了第一例超声诊断的 ARCAPA。随着 CT 技术的发展，对冠状动脉畸形诊断的报道越来越多。CT 成像可显示冠状动脉的全程，尤其是三维重建技术对病变冠状动脉形态学的显示十分完美。但该技术有放射性，需要给予造影剂，对冠状动脉系统血流动力学的显示有限。随着超声仪器性能的改善，经胸超声心动图检查能较为清楚地显示冠状动脉的走行、开口及血流方向，因而能对本病做出正确诊断。

- **超声心动图的价值及特征**：可直接观察到其异常的冠状动脉起源和血流改变，因而能做出明确的诊断。其主要声像图特点为：①主动脉右冠窦无冠状动脉发出，可见右冠状动脉绕行于主动脉前方，向右侧走行异常开口于肺动脉；② CDFI 显示开口于肺动脉的右冠状动脉血流流入肺动脉；③心肌组织内可见异常丰富的血流信号，血流方向自左冠状动脉供血区流向右冠状动脉供血区。

- **鉴别诊断**：超声诊断本病时需与右冠状动脉 – 肺动脉瘘相鉴别。冠状动脉瘘也可见迂曲、扩张的右冠状动脉，其瘘管开口于肺动脉的血流信号与异常起源的右冠状动脉血流信号相似。但冠状动脉瘘时，其右冠状动脉起源正常，开口于主动脉右冠窦，内径增宽。此外，心肌内血流信号不如 ARCAPA 明显，血流方向仍属正常，左冠状动脉内径一般正常。有文献报道 ARCAPA 是一种特殊类型的冠状动脉瘘，但二者有着本质的区别。

- **治疗及预后分析**：虽然本病为先天性疾病，但患者除胸前区偶尔闻及舒张期杂音外，无其他明显症状，因而常常于成年后体检时或合并有其他心脏畸形进行检查时才被偶然发现。其中，近 1/3 患者可合并有其他心脏畸形，以主 – 肺动脉窗和法洛四联症最多见。虽然患者冠状动脉扩张、侧支循环血流丰富，但由于大部分侧支循环仅充当左向右分流的通道，造成冠状动脉"窃血"，因而心肌实际供血反而减少。Mintz 等人采用锝 ^{99m} 对一例患者进行的研究表明，左冠状动脉血流 84% 进入肺动脉，仅约 16% 血流供应心肌。但与 ALCAPA 相比，由于其主要影响右冠状动脉供血区，因此其预后一般良好，猝死的发生率也较低。鉴于本病是否需要进行手术治疗尚有争议，而本例患者一般情况良好，因而临床未建议手术治疗。但随着外科技术的进展，越来越多的学者建议进行手术治疗。

■ 经验体会：①冠状动脉开口和心肌内的血流是本病的重要特征；②冠状动脉血流动力学特点与左冠状动脉异常起源于肺动脉相反；③预后相对良好。

【附录】

本病例已发表：LI R J，YANG Y，LI Z A，et al. Right coronary artery arising from the main pulmonary artery: evaluation with 2-dimensional transthoracic echocardiography and multislice computed tomography.Tex Heart Inst J，2010，37（3）：376-377.

病例 12
右冠状动脉异常起源于左冠窦：
潜在危害的分析

【病史、体征】

病史：患者女性，2岁。川崎病病史1个月，为了解冠状动脉是否受累就诊。

体征：未见明显异常。

【超声心动图表现】

- 左室长轴切面：心腔大小及血流未见明显异常。
- 心底短轴切面：左冠状动脉发自左冠窦，主干及分支未见明显异常，右冠窦未探及冠状动脉血管明确发出。右冠状动脉与左冠状动脉共同发自左冠窦，右冠状动脉位于左冠状动脉主干的前方（图2-12-1），右冠状动脉发出后呈锐角向右前走行于主动脉与肺动脉间至右冠状动脉附近，进而沿右冠状动脉分布区走行，走行于两大动脉间的血管内径偏细。CDFI显示左、右冠状动脉起始段血流未见明显异常（图2-12-2）。

【超声心动图提示】

先天性心脏病

右冠状动脉异常起源于左冠窦

右冠状动脉狭窄

【诊断要点】

- 右冠状动脉起源于左冠窦：左冠窦在左冠状动脉的前方发出右冠状动脉，向右冠状动脉分布区走行；右冠窦无冠状动脉发出。
- 右冠状动脉狭窄：右冠状动脉起始呈锐角，走行于两大动脉间的血管狭窄。

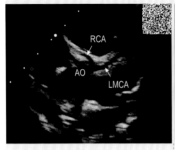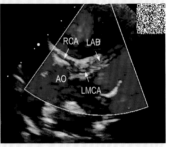

大动脉短轴切面探头显示左冠状动脉发自左冠窦，右冠状动脉与左冠状动脉共同发自左冠窦

CDFI 显示左、右冠状动脉起始段血流信号未见明显异常

图 2-12-1　右冠状动脉起源于左冠窦（动态）

图 2-12-2　右冠状动脉起源于左冠窦（动态）

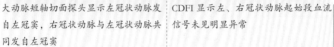

【鉴别诊断】

- 右冠状动脉起源正常：在大动脉短轴切面及左室长轴切面均可探及右冠状动脉在右冠窦开口。起源于左冠窦的右冠状动脉虽然也途经右冠窦附近，但与右冠窦无延续性，或连接生硬，部分切面显示右冠状动脉似插入主动脉内较深，且无内径的变化。注意结合彩色多普勒超声，降低 scale 仔细观察冠状动脉与主动脉相接处血流的延续性。

【相关检查及治疗经过】

- 冠状动脉 CT：右冠状动脉起自左冠窦，提示右冠状动脉近端狭窄（图 2-12-3）。
- 随访：鉴于患者目前无临床症状，外科建议随访观察。

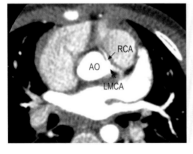

右冠状动脉起自左冠窦，提示右冠状动脉近端狭窄

图 2-12-3
冠状动脉 CT 图像

【分析讨论与经验体会】

- 右冠状动脉异常起源于左冠窦超声探查经验：右冠状动脉经左冠窦起始，为了回归右冠状动脉分布区域，可经多种途径绕行。本类病例的右冠状动脉经两大动脉间走行，故起始角度较锐，血管壁内走行。由于右冠状动脉绕行后仍到达右冠窦附近，所以只是比正常走行的右冠状动脉向近心端多延续了一小部分，其后续走行均正常，如果不细致探查开口是否与右冠状动脉相连，仅探查常规右冠状动脉近段，常常导致漏诊。一定要多切面结合彩色多普勒超声扫查两者的连续性。冠状动脉发出处与冠状动脉窦的延续是平滑的，即起始处似"小喇叭口样"。如果非延续关系，仅是图像重叠，那么开口附近血管内径无变化，连接感生硬，并向管腔内部延续。大动脉短轴切面冠状动脉发出部位在彩色多普勒超声的引导下，常会看到红色朝向探头的"小火苗样"改变，彩色略有汇聚感，如果不是冠状动脉发出点则一般无此变化。

- 右冠状动脉异常起源于左冠窦的潜在危害：异常起源的右冠状动脉可经多途径回归右冠供血区。本例患者是经两大动脉间走行，该类患者起始处角度锐利，有一段冠状动脉为壁内走行。该类患者可出现运动性心源性晕厥、甚至猝死，这是一种先天性冠状动脉畸形，其机制为病变冠状动脉从对侧冠状窦发出后，沿主动脉壁呈较为狭窄的锐角伸出，其开口多呈裂隙样，激烈运动后，主动脉扩张和心排血量增加，可进一步导致其开口闭塞，壁内走行的冠状动脉受压，血流减少，导致心肌缺血。右冠状动脉异常起源于左冠窦发生猝死风险明显低于左冠状动脉异常起源于右冠窦患者。多数学者认为如合并长段壁内走行、右冠状动脉明显狭窄及出现相关症状等需要手术治疗，其他大多数病例建议严密随访，限制剧烈活动，随访期间一旦出现运动后胸痛、晕厥，则建议手术治疗。

病例 13

单一冠状动脉畸形合并冠状动脉瘘：罕见却危险的冠状动脉疾病

【病史、体征】

病史：患者男性，1 岁。发现心脏杂音 1 月余。

体征：呼吸 21 次 / 分，心率 88 次 / 分，双肺呼吸音清，心律齐，心前区无隆起，可触及震颤，叩诊心界不大，听诊可闻及舒张期杂音。余查体未见异常。

【超声心动图表现】

- 左室长轴切面：左心室稍大。
- 心底短轴切面：见左冠窦发出一支粗大血管，内径增宽；CDFI 显示血管内血流信号丰富（图 2-13-1）。探头向右侧转动，右冠窦及无冠窦未见冠状动脉发出。主动脉右侧见"瘤样"扩张的血管，CDFI 显示瘤内血流经瘘口瘘入右心室（图 2-13-2）。
- 左室短轴切面：非标准左室短轴切面于左心室和右心室后方见一扩张的血管，该血管向心脏后方走行，经后房室间沟绕行至右心室（图 2-13-3），末端局部形成"瘤样"结构。
- 心尖四心腔切面：左心饱满，室壁运动尚好。

【超声心动图提示】

先天性心脏病
单一冠状动脉异常起源于左冠窦
冠状动脉瘤
冠状动脉 – 右室瘘

【诊断要点】

- 单一冠状动脉：仅见一支冠状动脉起源于左冠窦，右冠窦无冠状动脉发出。
- 冠状动脉扩张：冠状动脉明显增宽，局部呈"瘤样"改变。
- 冠状动脉瘘口：冠状动脉内高速血流进入右心室。

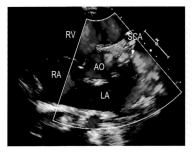

心底短轴切面显示左冠窦发出一支粗大血管，内径增宽，血管内血流信号丰富（箭头）。SCA：单一冠状动脉

图 2-13-1
单一冠状动脉起源于左冠窦

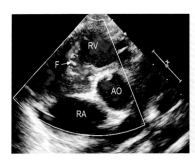

局部形成瘤样结构，瘤内血流经瘘口瘘入右心室（F，箭头）

图 2-13-2
冠状动脉瘤及瘘口

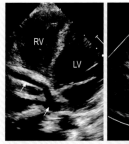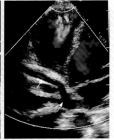

血管向心脏后方走行，经后房室间沟绕行至右心室（箭头）
图 2-13-3　冠状动脉走行

【鉴别诊断】

- 冠状动脉异常起源于主动脉其他部位：包括冠状动脉起自升主动脉、对侧冠状窦、反转冠状动脉。上述疾病的鉴别难度较大，因为两者的临床表现、病理生理状态存在重叠，超声心动图需清晰显示冠状动脉开口及数量方可确诊，必要时需依靠其他影像学检查进行鉴别。

- 右冠状动脉异常起源于肺动脉：右冠窦无冠状动脉起源易与单一冠状动脉起源于左冠窦相混淆；肺动脉内已有以舒张期为主的血流信号，是由冠状动脉进入肺动脉的血流，此点易被误认为是冠状动脉瘘的血流。诊断观察冠状动脉起源的部位和心肌内侧支循环的血流以鉴别。

【相关检查及治疗经过】

- 冠状动脉 CT：仅见单一冠状动脉起源于左冠窦，并见一扩张的冠状动脉向心室后方绕行，末端扩张呈"瘤样"，瘘入右心室。提示单一冠状动脉畸形合并冠状动脉瘘（图 2-13-4）。

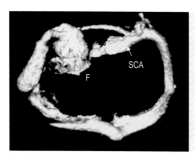

单一冠状动脉起源于左冠窦（SCA，白箭头），扩张的冠状动脉向心室后方绕行，末端扩张呈"瘤样"，瘘入右心室（F，黄箭头）

图 2-13-4
冠状动脉 CT 三维重建图像

【分析讨论与经验体会】

- 单一冠状动脉畸形：是一种非常少见的先天性冠状动脉起源异常，即仅有一冠状动脉主干，开口于主动脉窦，由其供应全心的血液。冠状动脉走行多变。单一冠状动脉畸形在行冠状动脉造影的人群中发病率为 0.066%，其存在冠状动脉起源及走行的异常。

- 分型：20 世纪 70 年代，Lipton 根据这两方面的异常将单一冠状动脉畸形分为三型：Ⅰ型指冠状动脉起自一侧窦，沿该侧正常冠状动脉路径发出分支，远段沿房室沟达对侧心缘，并发出后降支；Ⅱ型指单支冠状动脉自一侧主动脉窦起始后，即有较大分支经大动脉根部至正常对侧冠状动脉分布区，依据供应此冠状动脉的较大分支走行与右心室圆锥部及肺动脉的位置关系进行亚型的分型，在其之前走行为 A 亚型，在其之间为 B 亚型，在其之后为 P 亚型，以上两型又依起源于左冠窦或右冠窦分为 L 或 R 两个亚型；Ⅲ型比较特殊，是指单支冠状动脉起自右冠窦，左前降支及左回旋支分别起自从右冠窦发出的共同主干，回旋支绕行于主动脉后，前降支走行于主动脉和肺动脉间。

- 血流动力学改变：单一冠状动脉畸形不像其他先天性心脏病，一般不存在冠状动脉分流方面的改变。由于单支冠状动脉向双侧心室供血，在静息状态下一般不会出现心肌缺血的表现。但如果冠状动脉的分支走行于主动脉与肺动脉之间，在运动等引起大血管扩张的过程中受到挤压，则会发生冠状动脉的闭塞，引起相应供血区的心肌缺血，导致心源性猝死或心肌梗死的发生。患者的病理生理状态与单一冠状动脉畸形的病理分型密切相关。

- 临床危害：单一冠状动脉畸形不同的亚型会导致不同的临床危险度，将其由轻到重分为四度。A 度：为良性病程，无症状，可随访观察或介入治疗；B 度：多因单一冠状动脉供血不足引起心肌缺血，需严密随观或介入治疗；C 度：走行于主动脉、肺动脉间的冠状动脉由于受到大动脉扩张的挤压而闭塞，可能引起猝死，又以供应左室心肌冠状动脉分支走行于大动脉间猝死风险最高；D 度：为 B 度或 C 度合并有冠状动脉粥样硬化的患者，表现为急性冠状动脉综合征，需要紧急的介入治疗或手术治疗（表 2-13-1）。

表 2-13-1　单一冠状动脉临床危险度分度

分度	亚型	临床分度及治疗
A	举例：LCX 异常起源于右冠状动脉窦	良性病程，无症状，可随访观察或介入治疗
B	A 或 P	单一冠状动脉供血不足则可能引起心肌缺血，严密随观或介入治疗
C	B（或走行于室间隔内）	因主动脉、肺动脉扩张使其间冠状动脉受挤压而闭塞，可能引起猝死，又以供应左室心肌冠状动脉分支走行于大动脉间猝死风险最高
D	B 或 C 合并冠状动脉粥样硬化	表现为急性冠状动脉综合征，需要紧急的介入治疗或手术治疗

- 猝死风险：单一冠状动脉畸形没有典型的临床表现，不易识别。遇到有运动后晕厥等病史的患儿应警惕本病，仔细探查冠状动脉起始及分支走行，若存在一侧冠状动脉增宽，对侧冠状

动脉显示不清晰，则应怀疑本病，需继续追踪分支血管路径，为临床危险度分级评价提供信息。由于部分单一冠状动脉畸形患者存在猝死风险，超声心动图诊断时应高度重视本病，超声心动图对该病可进行初筛并提示进一步诊治的方向，必要时建议行 CT 检查。

- 超声心动图探查异常冠状动脉：单一冠状动脉畸形应注意探查主动脉根部左右冠状动脉窦有无冠状动脉发出，观察是否存在一侧冠状动脉内径增宽，对侧冠状动脉显示不清的情况。如有上述情况应进一步探查冠状动脉走行方向及分支数目，并观察有无节段性室壁运动异常等继发表现。

病例 14

右冠状动脉异常起源于左冠窦：
合并起始处狭窄

【病史、体征及相关检查】

病史：患者男性，4 岁。活动耐力受限 1 年余。

体征：体温 36 ℃，脉搏 103 次／分，血压 90/60 mmHg。

【超声心动图表现】

- 左室长轴切面：心腔大小基本正常。
- 心底短轴切面：左冠状动脉主干起源正常，起始段与主动脉壁呈直角。内径为 2.4 mm，大小正常（图 2-14-1）。右冠状动脉起源于左冠窦，与主动脉壁呈锐角，起始处略狭窄，内径约为 1.5 mm；右冠状动脉沿着主动脉窦，走行于主动脉和肺动脉间（图 2-14-2）。CDFI 显示右冠状动脉起始处血流速度稍增快（图 2-14-3）；PW 测量最大血流速度为 35.6 cm/s（图 2-14-4）。

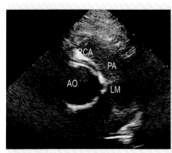
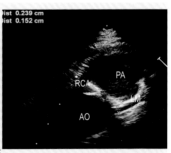

右冠状动脉呈锐角起源于左冠窦，开口狭窄

左主干和右冠状动脉起始处内径，右冠起始处内径约为 1.5 mm

图 2-14-1　右冠状动脉起源于左冠窦

图 2-14-2　左、右冠状动脉开口处内径

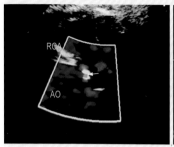
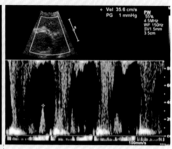

CDFI 显示右冠状动脉起始处为花彩血流信号，速度稍增快（箭头）	PW 测量右冠状动脉起始处血流频谱，速度为 35.6 cm/s，稍增快
图 2-14-3 　右冠状动脉起始处血流加速	图 2-14-4 　右冠状动脉起始处血流加速

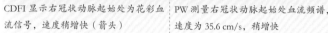

【超声心动图提示】

右冠状动脉异常起源于左冠窦并狭窄

【诊断要点】

- 冠状动脉起源：右冠状动脉异常起源于左冠窦。
- 开口狭窄：右冠状动脉起始处内径偏细。
- 开口处血流信号：血流为舒张期花彩血流信号。

【鉴别诊断】

主要与冠状动脉异常起源于肺动脉、冠状动脉闭锁等鉴别。

【分析讨论】

- 冠状动脉异常起源于主动脉发病率：冠状动脉异常起源于主动脉（anomalous aortic origin of a coronary artery，AAOCA）是较为罕见的先天性冠状动脉异常，是指冠状动脉异常起源于对侧冠窦，在极少数情况下，起源于非冠状窦。AAOCA 占所有冠状动脉造影人群的 0.3% ~ 1.5%，在冠状动脉 CTA 中的检出率约为 0.84%。大样本量冠状动脉造影发现，在 AAOCA 中右冠状动脉开口于左冠窦最多见，约占 44.87%，左冠状动脉开口于右冠窦约占 2.14%。

- 右冠状动脉异常主动脉起源的分型：右冠状动脉异常起源于左

冠窦，包括左主干或者一个单独开口。根据右冠状动脉走行的位置，分为3型：Ⅰ型：右冠状动脉走行于肺动脉前方；Ⅱ型：右冠状动脉走行于主动脉后方；Ⅲ型：右冠状动脉走行在主动脉和肺动脉之间。本病例属于此型。

- 右冠状动脉异常起源主动脉的猝死机制 / 血流动力学：虽然冠状动脉起源于主动脉，但与猝死密切相关。具体的猝死原因目前仍不清楚，有基于解剖和病理特点的假说提到：心肌缺血或者室性心律失常，可能由于冠状动脉储备不足。这包括下面几个因素：开口狭窄（开口与主动脉切面存在倾斜角度导致），开口处有嵴，血管痉挛，壁内或者大动脉间走行的异常冠状动脉受到压迫。

- 临床表现：大部分患者无症状，也有与运动相关的胸痛、眩晕、晕厥先兆或者晕厥。但若走行于主动脉和肺动脉之间且合并主动脉壁内走行，则是较为恶性的冠状动脉变异，在运动时，心肌耗氧增加的同时冠状动脉受到主动脉和肺动脉两大血管的压迫，致冠状动脉管腔严重狭窄甚至闭塞，极易引起剧烈运动后的晕厥或猝死。此外，大多数人群窦房结血供来源于右冠状动脉，当右冠状动脉血供不足时可能会引起致死性心律失常而导致心源性猝死。

- 超声心动图特征：超声心动图可以清晰地显示冠状动脉的开口和走行。经胸超声心动图是常用的非常理想的检查方法，因为它具有较高的时间和空间分辨率，无创，便携，无风险，可广泛使用，并且对于幼儿，通常不需要深度镇静或全身麻醉，也无辐射暴露。从大动脉短轴上扫查，左冠状动脉主干开口通常在4点钟左右，右冠状动脉开口大约在11点钟方向，探头顺时针旋转，可探及左前降支沿室间沟走行，回旋支走行于左房室间沟。探头逆时针旋转，可观察到右冠状动脉。彩色多普勒超声有异常血流出现在大动脉间也可以帮助识别近端异常起源。冠状动脉血流通常为低速血流，因此，速度标尺应该减少到 20 ~ 40 cm/s。

- 经胸超声心动图的局限性：由于冠状动脉走行在心脏浅表位置，有可能受到肋骨、肺和胸膜的影响导致图像不清晰。此外，儿童心率过快也会使对冠状动脉的评估更具挑战性，而体型更大的儿童和成年人由于声窗差，空间分辨率会受到限制，很难区分冠状动脉起源的具体位置。

- 多层螺旋CT：多层螺旋CT也是评估冠状动脉异常起源于主

动脉的一种极好的诊断方法。若时间分辨率低至 66 ms，即使在快速心率下也能清晰地显示冠状动脉图像，并且可以提供高分辨率的远端血管图像。

- 冠状动脉造影术：虽然无创检查方式一直在不断地改进，冠状动脉造影术仍然是非常重要的一种诊断冠状动脉异常的检查方法。其优势在于可以全面评估冠状动脉的走行及分布，无须受心电门控等影响，选择性冠状动脉造影术可清晰地显示局限性闭塞或者中断等。

- 学习要点：AAOCA 通常是良性的，但当冠状动脉属于壁内走行或者走行在大动脉之间，则与猝死有关。超声心动图可识别出 AAOCA，也包括动脉间走行，重要的知识点包括：①起源于对侧窦的异常冠状动脉其开口是倾斜的；② CDFI 可显示主动脉壁内走行；③补充影像包括 CTA 和 CMR，可以帮助显示 AAOCA 的解剖结构，特别是开口方式、近端血管形态、远端分支、是否有壁内走行，但导致猝死的危险分层仍然不能确定。经胸超声心动图应作为疑似 AAOCA 的首选筛查工具，尤其是与心肌缺血相关的病变（疑似壁内走行或者大动脉间走行）。当考虑为壁内或者大动脉间走行的 AAOCA 时，需冠状动脉 CT 和（或）心脏 MRI 检查明确异常的起源位置、大小和走行。静息和负荷心肌灌注评估可帮助识别缺血和（或）有相关症状的 AAOCA。

第三章
川崎病

病例 1

川崎病：儿童常见的冠状动脉病变

【病史、体征】

病史：患者男性，3 岁。出现无明显诱因的发热 5 天，背部皮疹 1 天。患儿 5 天前出现无明显诱因的发热，现后背部出现"粟粒样"红色皮疹。颈部、颌下淋巴结肿大，口服抗生素无效，临床考虑为川崎病收入院。入院后停用抗生素，予阿司匹林口服治疗。入院 7 日后体温降至正常，皮疹消退。于入院 2 周后进行超声心动图检查。

体征：颈部、颌下淋巴结肿大，心肺听诊无异常。

【超声心动图表现】

- 心脏表现：患儿主动脉、肺动脉内径正常，各房室内径正常。主动脉瓣、肺动脉瓣、二尖瓣、三尖瓣形态活动可，CDFI 显示各瓣膜未见反流信号。室间隔和左室后壁呈逆向运动，未见节段性室壁运动异常。心内结构未见连续中断，心功能正常，左室射血分数为 74%。心包腔未见液性暗区。

- 冠状动脉探查：胸骨左缘主动脉短轴切面扫查，10 ～ 11 点钟位置可见扩张的右冠状动脉主干，内径约 6.0 mm（图 3-1-1），3 ～ 4 点钟位置可见扩张的左冠状动脉主干和前降支及回旋支近段，左冠状动脉主干内径约 4.5 mm，整个冠状动脉扩张较均匀，其内未见血栓形成（图 3-1-2，图 3-1-3）。冠状动脉多普勒血流检查可检测到左冠状动脉主干血流信号及频谱，未见明显异常。左心两心腔切面、心尖四心腔切面等非标准多切面探查未见明显远端冠状动脉扩张，左心两心腔切面可检测到前降支远端的血流信号及频谱，未见明显异常（图 3-1-4）。

【超声心动图提示】

左、右冠状动脉扩张
结合临床考虑为川崎病

【诊断要点】

- 临床症状和体征：临床表现为持续性发热，伴皮疹和淋巴结肿大等。
- 冠状动脉扩张：好发于冠状动脉主干或分支近端，可表现为冠状动脉均匀扩张；可形成冠状动脉瘤，冠状动脉内也可有血栓形成等。

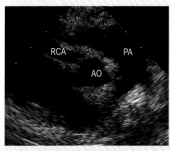

心底短轴切面见右冠状动脉主干扩张

图 3-1-1 右冠状动脉扩张

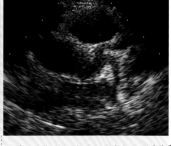

心底短轴切面见左冠状动脉主干及前降支、回旋支近端扩张

图 3-1-2 左冠状动脉扩张

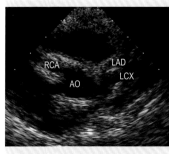

心底短轴切面同时显示扩张的右冠状动脉主干、左冠状动脉主干及前降支、回旋支近端

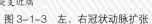

图 3-1-3 左、右冠状动脉扩张

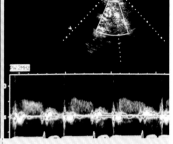

左心两心腔切面可检测到前降支远端的血流信号及频谱，未见明显异常

图 3-1-4 前降支远端的血流

【鉴别诊断】

本病需与先天性冠状动脉异常相鉴别，常见的有以下 2 种。

- 冠状动脉瘘：异常交通的冠状动脉常出现"瘤样"扩张，依据瘘口大小和瘘入部位的不同出现相应的心脏改变。

- **左冠状动脉起源于肺动脉**：此型在冠状动脉起源于肺动脉中较为常见，由于右冠状动脉担负起左冠状动脉作用并借助侧支循环逆流至左冠状动脉，在肺动脉水平形成左向右分流，因此，右冠状动脉明显扩张。

【分析讨论】

- **川崎病**：又称皮肤黏膜淋巴结综合征（mucocutaneous lymph node syndrome，MCLS），多发于儿童及婴幼儿，是一种病因未明，以急性血管炎症为主，并侵犯黏膜、皮肤、淋巴结的疾病，可广泛累及心血管系统而产生严重后果，超声心动图是检测本病并发冠状动脉病变的重要方法。

- **重点探查冠状动脉**：胸骨旁大动脉短轴切面，二维超声心动图很容易探测到左、右冠状动脉主干及前降支、回旋支近段。目前，二维超声还难以显示冠状动脉远端分支，远端扩张的冠状动脉仔细探查可以显示，需要依靠检查医师的经验。但川崎病的冠状动脉病变好发于冠状动脉主干或分支近端，即便分支远端有病变，亦多有主干或分支近端受累。临床疑诊川崎病时重点探查冠状动脉，注意有无冠状动脉瘤、冠状动脉扩张及冠状动脉内血栓形成。一旦发现冠状动脉扩张，应仔细观察其内有无血栓形成，并可通过多普勒记录血流频谱了解冠状动脉的血流动力学情况。川崎病常并发冠状动脉病变，于病程 2～4 周检出率最高，病变类型包括冠状动脉瘤、冠状动脉扩张、冠状动脉狭窄或闭塞等。受累频率依次为左冠状动脉主干、左前降支、右冠状动脉主干。超声心动图作为一种无创性检查手段，具有安全、简便、可反复检查、便于长期随访等优点，可以监测是否并发冠状动脉及其病变类型，与冠状动脉造影的符合率达 86%～100%。

- **超声心动图根据病程的不同时期密切观察心脏受累征象**：对于临床确诊或疑诊川崎病的患者，超声心动图检查时要根据病程的不同时期密切观察心脏受累征象。
  - **急性期（1～2 周）**：临床表现为发热、结膜充血、皮疹、口腔黏膜病变和淋巴结肿大。病理改变为弥漫性心肌炎、微血管、小动静脉、大中型动静脉内膜炎、外膜炎和血管周围炎。此期超声心动图应注意观察是否有心肌炎、心包炎的证据，是否出现心包腔积液。

- 亚急性期（2～4周）：临床上以脱皮、关节炎和心脏病变为主要表现。病理改变为微血管炎及大血管炎减轻，以中型动脉炎为主，特别是冠状动脉炎，冠状动脉扩张易形成冠状动脉瘤和冠状动脉内血栓，并可导致心肌梗死。结合病程和临床表现，本组病例为此期，检查时重点观察冠状动脉受累情况，是否合并冠状动脉瘤、冠状动脉扩张及扩张的冠状动脉内有无血栓形成等，并评价心内各瓣膜功能及心功能情况。

- 恢复期（6月以后）：临床上可恢复正常或遗留的心脏改变。血管的急性炎症一般都消失，中型动脉（尤其是冠状动脉）管壁瘢痕化、内膜增厚、钙化等，应定期监测冠状动脉病变的发展演变情况，评价心功能。据报道，冠状动脉"瘤样"扩张多于1～2年后消退，约有5%的患儿可遗留有无症状的冠状动脉瘤，5%～10%的冠状动脉病变会持续存在并发展成缺血性心脏病，其中部分患儿可因冠状动脉狭窄或血栓导致急性心肌梗死、猝死或心功能不全，故应进行长期随访。

- **冠状动脉血流动力学的评价**：近年来，应用于临床的冠状动脉超声多普勒血流显像能直观显示不同节段心外膜冠状动脉血流信号并记录其血流频谱，可用于定量分析冠状动脉病变对心肌血流灌注的影响。目前已有学者应用此技术评价川崎病患者的冠状动脉储备功能。

- **病例启示**：本病例患儿年幼，超声心动图仅表现为冠状动脉扩张，未形成冠状动脉瘤，以后发展成缺血性心脏的可能性较小。但超声所能观察的冠状动脉有局限，远端冠状动脉的显示有困难，临床上需要对患儿进行综合评估。冠状动脉造影和CTA评价冠状动脉病变有优势，但在幼儿中的应用有局限，尤其是需要长期随访的患儿。本例患儿还通过冠状动脉血流成像观察了前降支的血流，能够评估冠状动脉的血流动力学变化。仅通过基础状态的血流观测有局限，应结合负荷试验，评估心肌功能和冠状动脉血流储备功能。对于持续发热抗生素治疗无效的患儿，应注意探查冠状动脉。病程不及5天者，应在病程第五天复查超声心动图，若未发现有冠状动脉受累，也应根据临床表现，考虑患者是否满足临床诊断标准。川崎病冠状动脉受累的轻重程度在不同患者中表现不同，在同一患者的病程发展中也会发生动态变化。超声心动图对患者动态变化的观察也同样重要。

■ 学习要点：①川崎病冠状动脉受累往往出现在病程的第五天及之后，掌握合适的检查时机是先决条件；②川崎病并发冠状动脉病变，好发于冠状动脉主干或分支近端，可表现为冠状动脉均匀扩张、冠状动脉瘤形成及冠状动脉内血栓形成等；③部分病例可出现心包腔积液、心脏扩大、瓣膜反流及心功能不全等其他心脏并发症声像图表现。

病例 2

川崎病：左冠状动脉瘤形成

【病史、体征及相关检查】

病史：患者女性，7岁。发热伴皮疹1个月，心悸，胸闷1周。患儿1个月前发热，体温持续较高（38.5～39.5℃）并出现皮疹。口服"抗生素"病情缓解。1周前出现心悸、胸闷。

体征：患儿体温36.8℃，结膜无明显充血、无皮疹，双侧耳后均可触及一肿大的淋巴结。

心电图：T波改变。

【超声心动图表现】

- 左室长轴切面：左心房、左心室扩大，左室舒张末期内径为45 mm，室壁运动未见异常，测量EF为70%；主动脉未见增宽，右冠状动脉无明显扩张（图3-2-1，图3-2-2）；CDFI见二尖瓣反流信号（图3-2-3）。
- 心底短轴切面：右冠状动脉内径基本正常；左冠状动脉主干开口处扩张，内径为6 mm；稍远段呈"瘤样"扩张，内径为16 mm（图3-2-4），进一步显示左冠状动脉内径达18 mm（图3-2-5），肺动脉内径正常。
- 左室短轴切面：左心室扩大，室壁运动无明显异常（图3-2-6）。

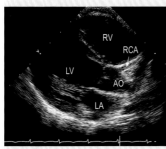

左室长轴切面见左心房、左心室扩大，右冠状动脉（箭头）无明显扩张

图3-2-1 左心稍大

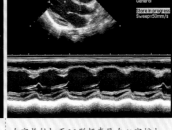

左室长轴切面M型超声见左心室扩大，EF正常

图3-2-2 左心扩大

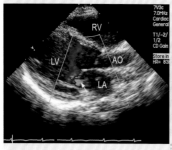

左室长轴切面 CDFI 见二尖瓣反流信号（箭头）

图 3-2-3　二尖瓣反流

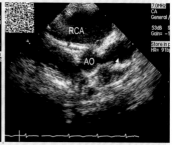

心底短轴切面见左冠状动脉主干呈"瘤样"扩张（白箭头），右冠状动脉（红箭头）内径基本正常

图 3-2-4　左冠状动脉瘤形成
（动态）

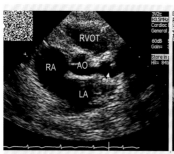

心底短轴切面见左冠状动脉主干呈"瘤样"扩张（箭头）

图 3-2-5　左冠状动脉瘤形成
（动态）

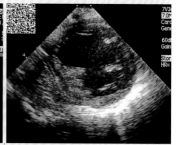

左室短轴切面见左心室扩大

图 3-2-6　左心室扩大
（动态）

- **心尖切面**：心尖四心腔、两心腔及三心腔切面见左心扩大；室壁运动尚可。CDFI 显示二尖瓣少量反流信号。

【超声心动图提示】

左冠状动脉瘤形成
左心室扩大
二尖瓣反流（轻度）
结合临床考虑为川崎病

【诊断要点】

- **病史**：川崎病病史及表现，持续性发热，伴皮疹和淋巴结肿大等。
- **左冠状动脉"瘤样"扩张**：左冠状动脉主干增宽，最宽内径为18 mm。
- **左心室扩大**：左室舒张末期内径达45 mm，二尖瓣轻度反流。

【鉴别诊断】

- **先天性冠状动脉瘤**：冠状动脉的超声表现相同，二者的鉴别关键在于病史及有无川崎病的症状和体征。
- **冠状动脉瘘**：异常交通的冠状动脉常出现"瘤样"扩张，依瘘口大小和瘘入部位的不同出现相应的心脏改变。
- **左冠状动脉起源于肺动脉**：此型在冠状动脉起源于肺动脉中较为常见，由于右冠状动脉担负起左冠状动脉作用并借助侧支循环逆流至左冠状动脉，在肺动脉水平形成左向右分流，因此，右冠状动脉明显扩张。

【分析讨论】

- **川崎病的临床表现**：典型的临床表现为发热、结膜充血、皮疹、口腔黏膜病变和淋巴结肿大。
- **川崎病的分期与病理表现**：临床分期与病理表现密切相关。①急性期（1～2周）：发热、结膜充血、皮疹、口腔黏膜病变和淋巴结肿大。病理改变为弥漫性心肌炎、微血管、小动静脉、大中型动静脉内膜炎、外膜炎和血管周围炎。此期超声心动图可有心肌炎和心包炎的改变；②亚急性期（2～4周）：脱皮、关节炎和心脏病变为主要表现。病理改变为微血管炎及大血管炎减轻，以中型动脉炎为主，特别是冠状动脉炎，冠状动脉扩张，易形成冠状动脉瘤和冠状动脉内血栓，并可导致心肌梗死，超声心动图重点观察冠状动脉受累情况；③恢复期（6周以后）：临床上可恢复正常或遗留的心脏改变。血管的急性炎症一般都消失，中型动脉（尤其是冠状动脉）管壁瘢痕化、内膜增厚、钙化等。超声心动图监测冠状动脉病变的发展演变情况，评价心功能。
- **川崎病严重并发症冠状动脉瘤**：在临床亚急性期发病2～4周时可发生冠状动脉病变，轻者冠状动脉扩张，严重者形成冠状动脉瘤和冠状动脉内血栓，并可导致心肌梗死。本病例患者正好在此时期，左冠状动脉瘤形成，并有左心室扩大的表现。

- **冠状动脉瘤判断标准**：一般为 5 岁以下儿童其左右冠状动脉主干内径应 < 3 mm，5 ~ 15 岁儿童其左右冠状动脉主干内径应 < 4 mm。冠状动脉扩张内径大于上述标准，也可采用冠状动脉与主动脉内径的比值 > 0.3 判断。冠状动脉瘤形成时，冠状动脉明显扩张，表现为球形、囊形、梭形扩张，或呈"串珠样"改变；冠状动脉内径一般为 4 ~ 8 mm；巨大冠状动脉瘤时冠状动脉明显扩张，内径 > 8 mm，冠状动脉与主动脉内径的比值 > 0.6。

- **危害及随访**：冠状动脉瘤可因冠状动脉狭窄或血栓导致急性心肌梗死、猝死或心功能不全，故应进行长期随访。文献报道，冠状动脉"瘤样"扩张多于 1 ~ 2 年后消退，约有 5% 的患儿可遗留有无症状的冠状动脉瘤，5% ~ 10% 的冠状动脉病变会持续存在并发展成缺血性心脏病。

病例 3

川崎病：被栓塞的冠状动脉

【病史、体征及相关检查】

病史：患者男性，2.5 岁。发热伴皮疹 10 天。患儿 10 天前发热，持续不退，并出现皮疹。患儿于 2 年前无明显诱因发热 12 天入院，无咳嗽、呕吐及腹泻等症状，体检皮肤未见皮疹，也无其他阳性表现。疾病初期曾有 2 天静滴青霉素和氨苄西林后体温可暂时下降，但之后 10 天里体温持续较高（38 ～ 39.6 ℃），曾经抗生素治疗，疗效欠佳。住院期间胸部 X 线片、心电图、血常规、尿常规及大便常规均无阳性发现。入院 2 周后超声心动图检查发现左冠状动脉及右冠状动脉明显扩张，左冠主干开口处内径为 5 mm，起始段明显增宽呈"瘤样"改变，内径达 11 mm。前降支及右冠状动脉均增宽，内径均为 8 mm，扩张的冠状动脉内未见异常回声。提示冠状动脉扩张，临床诊断考虑为川崎病。给予阿司匹林和丙种球蛋白治疗，体温恢复正常后出院。出院后一直服用阿司匹林和维生素 E。本次因发热 10 天再次入院。

体征：患儿体温 39 ℃，且伴结膜充血及皮疹，左侧耳后可触及一肿大的淋巴结。

心电图：T 波改变。

【超声心动图表现】

- **左室长轴切面**：左心房、左心室稍大，主动脉未见增宽，右冠状动脉明显扩张（图 3-3-1）。
- **心底短轴切面**：左冠状动脉主干开口内径为 4.8 mm；起始段呈"瘤样"扩张，最宽处 11.3 mm，瘤内见稍强回声团块（图 3-3-2，图 3-3-3）。CDFI 可见血流信号沿该团块边缘绕行（图 3-3-4）。前降支稍宽，内径为 2.4 mm（图 3-3-5）。回旋支起始段增宽，内径为 5 mm。右冠状动脉开口处内径 3.4 mm，起始段也呈"瘤样"扩张，瘤体长为 18 mm，宽为 13 mm，其内似可见纤细光带漂浮。右冠状动脉右房室间沟处及后降支均增宽，内径分别为 4.3 mm 和 2.4 mm。肺动脉内径正常。

- **四心腔切面**：左心稍大，余房室内径正常；室壁运动尚可；各瓣膜形态结构功能尚可。

【超声心动图提示】

左、右冠状动脉瘤形成

左冠状动脉瘤内血栓形成

结合临床考虑为川崎病

【诊断要点】

- **病史**：典型的川崎病病史及表现，持续性发热，伴皮疹和淋巴结肿大等。
- **左、右冠状动脉"瘤样"扩张**：最宽内径为 11.3 mm。
- **左冠状动脉瘤内血栓**：瘤内见稍强的异常回声。

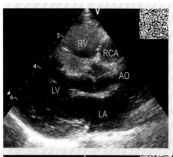

左室长轴切面见左心房、左心室稍大，右冠状动脉明显扩张

图 3-3-1
左心稍大，右冠状动脉扩张（动态）

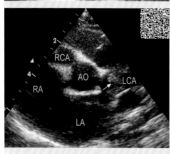

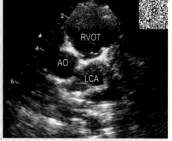

心底短轴切面见左冠状动脉主干呈"瘤样"扩张，瘤内见稍强回声团块（箭头）；右冠状动脉起始段亦呈"瘤样"扩张

图 3-3-2　左、右冠状动脉瘤并瘤内血栓形成（动态）

心底短轴切面见左冠状动脉主干呈"瘤样"扩张，瘤内见稍强回声团块

图 3-3-3　左、右冠状动脉瘤并瘤内血栓形成（动态）

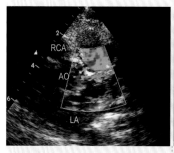

心底短轴切面 CDFI 于左冠状动脉主干
内见血流信号沿该团块边缘绕行
图 3-3-4　左、右冠状动脉瘤并瘤
内血栓形成

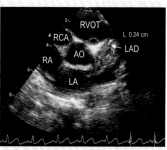

心底短轴切面见左冠状动脉（LAD，箭
头）前降支内径为 2.4 mm，右冠状动
脉呈"瘤样"
图 3-3-5　前降支稍宽

【鉴别诊断】

本病合并的冠状动脉病变需与先天性冠状动脉异常相鉴别。
后者属于少见的心血管畸形，种类很多。二维超声心动图能直接
观察冠状动脉的起源及走行，结合彩色及频谱多普勒超声可以对
各类冠状动脉瘘、冠状动脉起源于肺动脉基本上做出准确诊断。
再结合临床特征及其他检查，不难与川崎病相鉴别。

- **先天性冠状动脉瘤**：该病与川崎病的超声表现相似，二者的鉴
  别关键在于病史及有无川崎病的症状和体征。
- **冠状动脉瘘**：异常交通的冠状动脉常出现"瘤样"扩张，依瘘
  口大小和瘘入部位的不同出现相应的心脏改变。
- **左冠状动脉起源于肺动脉**：此型在冠状动脉起源于肺动脉中较
  为常见，由于右冠状动脉担负起左冠状动脉作用并借助侧支循
  环逆流至左冠状动脉，在肺动脉水平形成左向右分流，因此，
  右冠状动脉明显扩张。

【治疗经过】

- **溶栓**：入院后进行经抗炎、抗凝、溶栓和支持治疗。
- **治疗后心脏超声心动图表现**：冠状动脉内径无明显改变，左冠
  状动脉瘤内团块回声基本消失（图 3-3-6），仔细探查在管壁
  处仍见残留稍低回声的血栓（图 3-3-7）。心脏的其他改变无
  明显变化。
- **转归**：经抗炎、抗凝、溶栓和支持治疗症状好转出院。

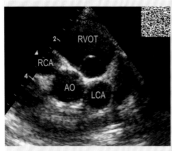
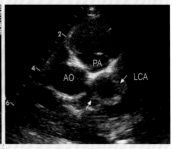

溶栓后冠状动脉内径无明显改变，左冠
状动脉瘤内团块回声似乎消失

图 3-3-6　治疗后（1）

仔细探查在管壁处仍见残留稍低回声的
血栓（箭头）

图 3-3-7　治疗后（2）

【分析讨论】

■ 川崎病的诊断应密切结合临床：主要依靠临床表现及化验检查，并需排除猩红热、风疹、麻疹、药物疹等疾病。急性期（1～2周），临床表现为发热、结膜充血、皮疹、口腔黏膜病变和淋巴结肿大。如疑诊患者在发病后2～4周超声心动图发现冠状动脉异常，则可支持川崎病的临床诊断。

■ 冠状动脉病变是川崎病特征性的超声表现：可表现为冠状动脉扩张、冠状动脉瘤形成和冠状动脉内血栓。正常冠状动脉管壁光滑，不伴有任何部位的扩张。体表面积在 $0.5\ m^2$ 以下者，冠状动脉内径 < 2.5 mm；体表面积在 $0.5 \sim 1.0\ m^2$ 者，冠状动脉内径 < 3 mm，冠状动脉与主动脉内径的比值 < 0.16。一般认为 5 岁以下儿童其左、右冠状动脉主干内径应 < 3 mm，5～15 岁儿童其左、右冠状动脉主干内径应 < 4 mm，如大于上述标准则为扩张，冠状动脉扩张时，冠状动脉与主动脉内径的比值 < 0.3。冠状动脉瘤形成时，冠状动脉相应部位出现球形、囊形、梭形扩张，或呈"串珠样"改变。冠状动脉内径一般为 4～8 mm，冠状动脉与主动脉内径的比值 > 0.3。巨大冠状动脉瘤时冠状动脉明显扩张，内径 > 8 mm，冠状动脉与主动脉内径的比值 > 0.6，病变多为广泛性。

■ 同时注意评价其他心脏并发症及心功能情况：川崎病还可引起心肌炎、心包炎、乳头肌功能不全、腱索断裂、房室瓣反流、心功能不全等并发症。二维及多普勒超声心动图可以准确评价这些心脏受累情况，测定心功能。

- **病例启示**：患儿年龄小，冠状动脉病变累及范围较广且较严重。左、右冠状动脉均形成冠状动脉瘤，且左冠状动脉内有血栓形成。虽然经过溶栓治疗血栓有所消退，但仍残留有部分血栓。该患儿冠状动脉瘤并血栓形成，预后较差，应密切观察其病情发展。冠状动脉瘤患者中的 32% ～ 50% 会出现瘤体内径的回缩，也有部分患者冠状动脉瘤会持续存在，甚至发生狭窄及闭塞。超声所能观察的冠状动脉有局限，远端冠状动脉的显示有困难。冠状动脉造影和 CTA 评价冠状动脉病变有优势，但在幼儿中的应用有局限，尤其是需要长期随访的患儿。超声心动图是一项安全、简便、可重复的检查方法，对川崎病所致心脏的损害尤其是冠状动脉病变的发现及其长期监测具有重要价值。通过长期监测，超声心动图还可以指导临床用药、评价临床治疗效果，并估计其预后，以减少并发症的发生。

- **学习要点**：①冠状动脉瘤形成是川崎病的严重并发症，冠状动脉与主动脉内径的比值＞ 0.3 适用于对不同年龄、不同体表面积的患者的诊断；②冠状动脉瘤内血栓需紧急溶栓治疗，血栓的判定、大小的测量非常重要。通过超声心动图检查到冠状动脉内团块样中等回声是诊断的直接依据。

病例 4

川崎病：双侧冠状动脉瘤（左侧巨大冠状动脉瘤）并血栓形成

【病史、体征及相关检查】

病史：患者男性，3 岁。因"外院确诊川崎病 3 个月"入院。

体征：咽稍充血，双侧扁桃体 I° 肿大。

【超声心动图表现】

- 左室长轴切面：左心室扩大。
- 心底短轴切面：左冠状动脉主干与前降支呈"瘤样"扩张，最宽处内径约 14 mm，瘤体管壁回声增厚、毛糙（图 3-4-1）；转动探头在瘤体内可见中等稍强回声团，其中一大小约 4.3 mm×2.9 mm（图 3-4-2）。探头向右侧偏转，见右冠状动脉扩张，管壁增厚、毛糙（图 3-4-3），其内可见团絮状回声（图 3-4-4）；沿扩张的右冠状动脉继续向右外侧探查，见右冠状动脉中段"瘤样"扩张，长约为 7 mm，最宽处约 4 mm（图 3-4-5）。
- 心尖四心腔切面：右冠状动脉远段稍扩张，内径为 1.7 mm，管壁仍增厚、毛糙（图 3-4-6）。

【超声心动图提示】

左侧巨大冠状动脉瘤并血栓形成

右侧冠状动脉瘤并血栓形成

结合临床考虑为川崎病

【诊断要点】

- 左侧巨大冠状动脉瘤：左冠状动脉主干与前降支呈"瘤样"扩张，最宽处内径约 14 mm。
- 左侧冠状动脉瘤内血栓：左侧冠状动脉瘤内可见散在稍强回声团显示，其中一大小约 4.3 mm×2.9 mm。
- 右侧冠状动脉瘤：右冠状动脉中段"瘤样"扩张，长约 7 mm，最宽处约 4 mm。

- **右侧冠状动脉内血栓：**右冠状动脉管壁增厚、毛糙，可见团絮状回声。

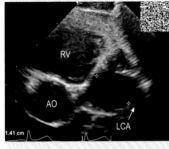

心底短轴切面见左冠状动脉主干（LCA，箭头）与前降支呈"瘤样"扩张，最宽处内径约 14 mm（箭头），瘤体管壁回声增厚、毛糙

图 3-4-1　左冠状动脉主干及前降支"瘤样"扩张（动态）

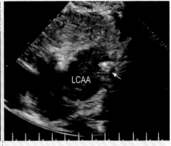

心底短轴切面左冠状动脉前降支瘤内见中等稍强回声团，其中一大小约 4.3 mm×2.9 mm（箭头）

图 3-4-2　前降支"瘤样"扩张并血栓形成

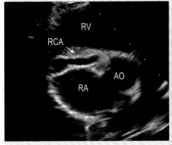

心底短轴切面探头向右偏转显示右冠状动脉（RCA，箭头）扩张，管壁增厚、毛糙

图 3-4-3　右冠状动脉扩张

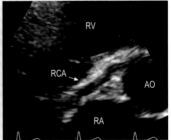

右冠状动脉（RCA，箭头）内见团絮状回声（黄箭头）

图 3-4-4　右冠状动脉扩张并血栓

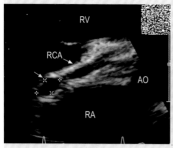

右冠状动脉（RCA，箭头）中段"瘤样"扩张（黄箭头）

图 3-4-5　右冠状动脉中段动脉瘤形成（动态）

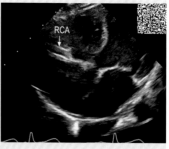

心尖四心腔切面显示右冠状动脉（RCA，箭头）远段稍扩张

图 3-4-6　右冠状动脉远段扩张（动态）

【鉴别诊断】

- **冠状动脉瘘**：异常交通的冠状动脉常出现"瘤样"扩张，有心腔及大血管瘘口，在瘘口处可探及五彩血流信号。鉴别要点是冠状动脉与心腔和大血管之间有无异常交通。
- **先天性冠状动脉瘤**：与川崎病冠状动脉瘤的超声表现相似，鉴别关键在于病史及有无川崎病的症状和体征。
- **左冠状动脉异常起源于肺动脉**：左、右冠状动脉之间有丰富的侧支循环，右冠状动脉担负起左冠状动脉作用并借助侧支循环逆流至左冠状动脉向肺动脉逆向灌注，因此，右冠状动脉迂曲、扩张。仔细探查冠状动脉起源与走行可以判断。

【其他检查及诊治经过】

- **凝血功能**：APTT 40.7 s（↑），PT 27.1 s（↑），PT-INR 2.44（↑）。
- **CTA 检查**：证实了超声心动图的诊断。右冠状动脉中远端局部"瘤样"扩张，范围约为 5.1 mm×8.7 mm×6.1 mm，左冠状动脉主干及前降支近端呈"瘤样"扩张，较宽处内径约为 16.1 mm，左冠状动脉主干至前降支内可见充盈缺损，范围约为 14.7 mm×5.6 mm×9.6 mm（图 3-4-7）。
- **治疗**：①预防和治疗血栓形成，包括抗血小板治疗、抗凝治疗、溶栓治疗和胃黏膜保护措施；②心肌保护治疗。

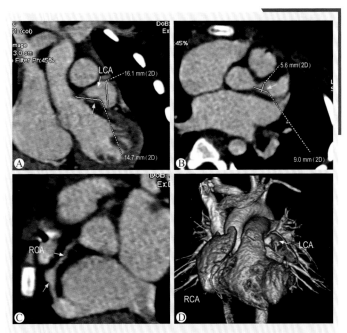

左冠状动脉主干及前降支"瘤样"扩张（图A，白箭头），左冠状动脉瘤内充盈缺损，提示血栓（图A和图B，黄箭头），右冠状动脉（图C，白箭头）中段"瘤样"扩张（图C，黄箭头），三维重建显示双侧冠状动脉瘤（图D，白箭头）

图3-4-7　心脏CTA及三维重建图像

【分析讨论与经验体会】

- 冠状动脉瘤：川崎病好发于5岁以下儿童，是小儿常见发热性疾病，表现为皮肤、淋巴结及全身中小血管炎症反应，并特异性累及冠状动脉。未经正规治疗的患儿冠状动脉病变发生率高达15%～20%，多于第2～4周出现。对于3岁以下的男孩，红细胞沉降率、血小板、C-反应蛋白明显升高是冠状动脉病变的高危因素。冠状动脉瘤是川崎病严重的并发症，好发于左冠状动脉前降支、右主干、左主干。巨大冠状动脉瘤发生率为0.13%～0.70%，恢复的可能性小。合并巨大冠状动脉瘤的患儿可能因为激动、哭闹、剧烈活动而致冠状动脉瘤破裂引起心源性休克，甚至猝死。巨大冠状动脉瘤还容易发生血栓，部分病例可发展为冠状动脉狭窄、闭塞，导致缺血性心肌病或心肌梗死，并可引起猝死。

病例 5
川崎病：不容忽视的未成年人心绞痛 及冠状动脉搭桥术

【病史、体征】

病史：患者男性，15 岁。确诊川崎病 11 年，反复心前区疼痛 7 年，发现右冠状动脉瘤形成并搭桥术 1 年。患者于 11 年前（4 岁时）出现发热，体温为 39 ℃，颈部淋巴结肿大及杨梅舌。左侧颈部可触及一肿大淋巴结，约鸭蛋大小，质软。临床诊断为"川崎病"。服用阿司匹林 1 周后体温恢复正常。当时超声心动图检查未发现心脏病变。此后一般情况良好，正常活动及入学。7 年前（1996 年 4 月）在学校跑步时感心前区"针刺样"痛，面积局限，约 3 cm×3 cm，每次疼痛持续约数秒钟，至多 1 分钟自行缓解，继续运动无加重且可自行缓解。外院住院心电图显示 ST 段压低 0.05 mV，T 波倒置，超声心动图检查也无异常发现。以后胸痛经常发作，无明显诱因及规律性。每次胸痛数分钟消失不剧烈，无心悸及心前区压缩感，胸痛局限无放射。1 年前首都医科大学附属北京安贞医院超声心动图检查显示右冠状动脉近端扩张，直径为 8 mm，长约为 2.2 mm；心电图大致正常，为进一步诊治入院。入院后行冠状动脉造影检查并行搭桥术。术中见右冠状动脉自起始部呈"瘤样"改变，其内有血栓形成。前降支、回旋支近段呈串珠状动脉"瘤样"改变。术后 1 年再次复查超声心动图。

体征：体温正常。心前区无明显隆起，心前区无震颤，心脏浊音界不大，听诊心音低钝。

【辅助检查】（搭桥术前辅助检查结果）

- 心肌 SPECT 显像：于静息状态室壁放射性分布无明显异常，潘生丁负荷试验后见左心室下后壁放射性分布稀疏，提示左心室下后壁心肌缺血。
- 冠状动脉造影：左冠状动脉主干及前降支、回旋支近端显影尚好，前降支、回旋支近段串珠状动脉瘤形成，远段显影好。右冠状动脉自起始部形成动脉瘤且灌注闭塞，中远段借左冠状动脉形成侧支显影。

【超声心动图表现】

患者冠状动脉搭桥术后 1 年复查超声心动图表现

- 左室长轴切面：各房室内径正常，室壁厚度及运动幅度正常。各瓣膜形态结构启闭未见异常。

- 心底短轴切面：右冠状动脉起始段明显扩张，内径为 4 mm（图 3-5-1）。在心底短轴切面基础上向右前方倾斜探头见右冠状动脉呈"瘤样"扩张，内径为 8 mm，其内见稍低回声的血栓（图 3-5-2，图 3-5-3）。左冠状动脉主干、前降支及回旋支近段未见扩张，内径在 3.3 mm 以内（图 3-5-4）。

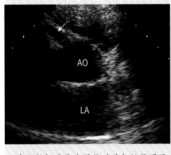

心底短轴切面见右冠状动脉起始段明显扩张（箭头）

心底短轴切面见右冠状动脉起始段明显扩张（箭头），其内见稍低回声的血栓

图 3-5-1 右冠状动脉起始段扩张

图 3-5-2 右冠状动脉起始段扩张

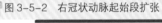

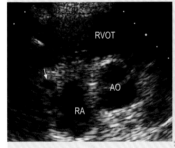

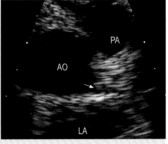

在心底短轴切面基础上向右前方倾斜探头见右冠状动脉呈"瘤样"扩张，其内见稍低回声的血栓（箭头）

心底短轴切面见左冠状动脉主干、前降支及回旋支近段内径正常（箭头）

图 3-5-3 右冠状动脉中段"瘤样"扩张

图 3-5-4 左冠状动脉起始段正常

【超声心动图提示】

冠状动脉搭桥术后
右侧冠状动脉瘤
右冠状动脉瘤内血栓形成
结合临床考虑为川崎病所致

【诊断要点】

- 川崎病病史：11 年前典型的川崎病表现。
- 右冠状动脉扩张：多次超声心动图检查显示右冠状动脉扩张。

【鉴别诊断】

- 冠状动脉瘘：异常交通的冠状动脉常出现"瘤样"扩张，依瘘口大小和瘘入部位的不同出现相应心脏改变。
- 左冠状动脉起源于肺动脉：左冠状动脉起源于肺动脉者较为常见，由于右冠状动脉担负起左冠状动脉作用并借助侧支循环逆流至左冠状动脉，在肺动脉水平形成左向右分流，因此，右冠状动脉明显扩张。

【分析讨论】

- 冠状动脉病变：是川崎病最严重的并发症，包括冠状动脉瘤形成和冠状动脉瘤继发狭窄，后者可导致心肌缺血和梗死，严重影响预后。川崎病相关指南提示，冠状动脉瘤依据内径测量值可分为：①扩张或小型冠状动脉瘤，内径 < 4 mm；②中型冠状动脉瘤，内径为 4 ~ 8 mm；③巨大冠状动脉瘤，内径 > 8 mm。
- 预后：当形成冠状动脉瘤后，患者的预后相对较差，冠状动脉瘤患者中约 32% ~ 50% 会出现瘤体内径的回缩，也有部分患者冠状动脉瘤会持续存在甚至发生狭窄及闭塞。川崎病伴小冠状动脉瘤患者的远期致病致死率尚没有报道。但较多临床研究均支持巨大冠状动脉瘤的远期预后不佳，在随访过程中出现心肌缺血的发生率高，常需行经皮冠状动脉介入治疗（percutaneous coronary intervention，PIC）和冠状动脉旁路移植术（coronary artery bypass graft，CABG）。
- 治疗：本病例病程较长，患者在首都医科大学附属北京安贞医院发现冠状动脉病变前已有心肌缺血的症状及心电图表现，冠状动脉病变可能存在较长时间，且超声心动图提示右冠状动脉瘤体内径为 8 mm，已达到巨大冠状动脉瘤水平。综合患者的冠状动脉病变情况、临床症状及心肌核素显像的情况，均说明有较明显右冠状动脉供血不足的表现，因而进行了冠状动脉旁路移植术。

■ **病例启示**：未成年人出现心绞痛表现时，应关心患者既往是否患有川崎病，了解冠状动脉受累情况。

■ **学习要点**：①川崎病冠状动脉瘤患者的远期预后值得临床医师和超声医师关注；②川崎病冠状动脉病变出现心肌缺血情况，应及时干预，超声心动图除可检出川崎病冠状动脉病变外，还可观察到局部室壁运动异常，同成年人冠心病表现。

病例 6

川崎病：婴儿多发巨大冠状动脉瘤及判断标准

【病史、体征及相关检查】

病史：患者男性，6 个月，发热 7 天伴皮疹 4 天。患儿于 7 天前无明显诱因出现发热，呈中度发热，38.5 ℃左右，热峰 39.7 ℃。病程初期为高热，后为中度发热。4 天前开始出现皮疹，伴瘙痒、腹泻，呈"稀水样"便，3 ～ 5 次 / 天。既往史无特殊。

体征：体温 38.3 ℃，脉搏 130 次 / 分，呼吸 30 次 / 分，血压 80/50 mmHg，体重 8.5 kg。

实验室检查：白细胞 16.1×10^9/L，中性粒细胞百分比 48.34%，血小板 389×10^9/L，C-反应蛋白 148 mg/L。呼吸道病毒检查阴性，大便常规轮状病毒无特殊。

【超声心动图表现】

- 左室长轴切面：心脏各腔室大小、形态正常。
- 心底短轴切面：左、右冠状动脉多处呈"瘤样"扩张，其中前降支较宽处内径为 8.8 mm，累及范围 6.7 mm（图 3-6-1）；右冠状动脉主干至后降支呈弥漫性"瘤样"扩张，较宽处位于右冠状动脉主干，内径为 8 mm（图 3-6-2）。

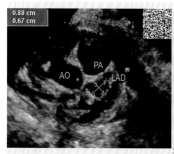

心底短轴切面显示左冠状动脉多处呈"瘤样"扩张，较宽处内径为 8.8 mm

图 3-6-1 左冠状动脉瘤（动态）

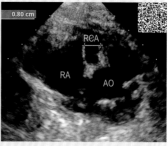

心底短轴切面显示右冠状动脉呈"瘤样"扩张，较宽处内径为 8 mm

图 3-6-2 右冠状动脉瘤（动态）

【超声心动图提示】

左、右冠状动脉扩张，并多发巨大冠状动脉瘤形成
结合临床考虑为川崎病

【鉴别诊断】

- **冠状动脉瘘**：指冠状动脉与心腔、大血管或其他血管之间存在先天性异常交通。冠状动脉瘘可表现为冠状动脉扩张，也可形成冠状动脉瘤，两者的鉴别关键在于是否存在异常交通。彩色多普勒超声有助于显示瘘管内及起止处的血流信号。

- **冠状动脉起源异常**：指左、右冠状动脉不起自相应的左、右冠窦，而起自主动脉的其他部分或肺动脉，是一种较为罕见的先天性冠状动脉畸形。本病冠状动脉亦可扩张，鉴别的关键在于冠状动脉的主干或分支开口部位是否正常。

- **先天性冠状动脉瘤**：是一种较为罕见的先天性心脏病，超声表现为冠状动脉的一段或多段呈"瘤样"扩张，两者超声表现类似，鉴别的关键在于有无川崎病的症状及体征，详细的病史询问有助于鉴别。

【分析讨论】

- **川崎病**：是一种常见的儿童全身性血管炎，多见于 5 岁以下婴幼儿，主要累及中小血管，最严重的并发症是冠状动脉损害。川崎病冠状动脉病变包括冠状动脉扩张、冠状动脉瘤、冠状动脉狭窄和闭塞等。超声心动图是诊断川崎病冠状动脉病变的首选方法，具有较高的敏感度和特异度。

- **冠状动脉的 Z 值**：目前，临床上仍然根据冠状动脉内径判断是否存在冠状动脉病变，具有数值直观、测量简便的优点。但是，冠状动脉内径受到患儿年龄的影响，具有一定的局限性。近年来，有研究表明，经体表面积校正的 Z 值可以更好地反映冠状动脉病变程度。有学者研究适合中国儿童的冠状动脉内径 Z 值计算公式，为判断我国儿童冠状动脉异常提供了理想指标，对指导临床预防和治疗儿童冠状动脉异常疾病具有重要意义 [注：徐阳，金莲花，周岩等．健康儿童冠状动脉内径 Z 值的计算公式研究：中华妇幼临床医学杂志（电子版），2017，13（5）：539-544]。冠状动脉 Z 值的计算公式如下。

- **病理改变及血流动力学特点**：冠状动脉瘤的病理改变为冠状动脉由急性动脉炎向亚急性及慢性血管炎进展期，其侵害由血管内部向外破坏，不同程度地损伤血管壁，导致囊状动脉瘤，并可形成血栓。

- **超声心动图的价值**：超声心动图具有无创、简便、廉价、可重复性高等特点，是评估川崎病患儿心脏的首选方式，完整评估包括冠状动脉病变、心功能、室壁运动、瓣膜反流、心包积液和血流动力学影响。超声心动图可用于川崎病急性期的诊断和恢复期随访，对川崎病所致冠状动脉病变的诊断、疗效评估、预后判断以及指导临床用药，具有重要价值。

- **治疗及预后分析**：川崎病冠状动脉瘤的预后与瘤体大小、持续时间密切相关。冠状动脉瘤多在病后的 2 年内自行消失，但多会遗留管壁增厚和弹性减弱等功能异常。大型冠状动脉瘤常不易完全消失，其管腔内血栓形成或内膜增厚可导致冠状动脉狭窄、闭塞，造成心肌缺血、梗死，严重者可发生猝死。巨大冠状动脉瘤合并血栓形成应及早给予溶栓治疗及长期抗凝治疗，并需长期随访管理，尽可能避免心血管事件的发生，改善患儿的预后。